Dal carcere di Londra...

Lettere di giovani italiani drogati e malati di AIDS a padre Carmelo Di Giovanni, il «prete delle carceri inglesi»

a cura di
Francesco Strazzari

EDB
EDIZIONI DEHONIANE BOLOGNA

Prima edizione: febbraio 1995
Ristampe: luglio 2000
marzo 2008

Via Nosadella, 6 – 40123 Bologna
EDB®

ISBN 978-88-10-50921-0

Stampa: Grafiche Dehoniane, Bologna 2008

Presentazione

Capitato quasi per caso, l'estate scorsa, nella parrocchia italiana di St. Peter a Londra, incontrai giovani che venivano dal centro e dalla periferia della grande metropoli per passare alcune ore insieme. Giovani italiani, molti dei quali tossicodipendenti e sieropositivi, con lunghi periodi di carcere per droga alle spalle, sia in Italia sia all'estero; giovani allo sbando, alla deriva, alla ricerca di un momento diverso, di un'utopia smarrita.

Che venivano a chiedere a padre Carmelo e a padre Roberto? Due preti italiani dell'ordine dei Pallottini, che si dedicano, oltre che alla cura pastorale di tanti italiani emigrati a Londra, anche a giovani bisognosi, simbolo della «nuova» emigrazione.

Padre Carmelo da anni si occupa di loro. Li va a cercare in carcere, li segue in mille modi. È per loro il prete-stimolo di una vita nuova; il prete-ricordo. Perché questi giovani amano ricordare i tempi passati e luoghi lontani, genitori rimasti in sperduti paesi di provincia o nelle invivibili periferie di città, compagnie allegre, amicizie smarrite, preti, cerimonie come la prima comunione, o i canti della messa di nozze.

E lui — il prete che invita a guardare avanti — è diventato uno di quelli che non hanno più né tempo né spazio per se stessi, travolti da mille cose e da mille pensieri. Perché questi giovani interpellano sempre, sconvolgono i ritmi, incutono l'ansia del momento che fugge, incatenano con la loro debolezza, imprecano e sognano, chiedono attenzione e soprattutto amicizia.

Le loro lettere lo testimoniano. Ne pubblichiamo una piccolissima selezione, fatta personalmente da padre Carmelo. Le lettere sono state raggruppate in storie complete, tra le molte inviategli in oltre vent'anni di «avventura», come ama definire la sua lunga esperienza con i carcerati italiani, seguiti talvolta fino alla lontana Thilandia, dove le condanne per droga sono spesso a vita, se non a morte.

Dalle lettere emergono storie d'intensa commozione, di strazio, di addio alla vita, ma anche di amore per il mondo e per Iddio. Lettere di gente travolta dalla malattia, di tenero affetto per i genitori lontani e senza pace, d'imprecazione contro Dio e di umile preghiera, di ritrovata serenità alla luce della fede.

Anche lettere di giovani della mia terra veneta, cresciuti tra gente abituata in passato a fare le valigie per l'estero alla ricerca di un lavoro e di un po' di soldi da mandare a casa. Loro, invece, hanno abbandonato terra e identità per smarrirsi e fare a pugni con la morte.

Lettere inviate a un prete nient'affatto superman: un uomo del sud povero, con nel cuore il calore tipico della sua gente, andato lassù, a Londra, come tanta gente del sud, per offrire tempo, disponibilità e amicizia.

Non per creare strutture articolate di accoglienza, ma per offrire un primo essenziale punto di appoggio a chi ha smarrito la via del ritorno.

Nell'opera di redazione e per le parti introduttive, padre Carmelo si è avvalso della collaborazione di Maria Chiaramonte, docente universitaria a Padova, conosciuta anni fa quando, giovane medico, lavorava all'ospedale Italiano di Londra; e di Maria Laura Franciosi, giornalista dell'ANSA, che negli anni trascorsi come corrispondente a Londra ha dato una mano nell'organizzazione dell'attività per i tossicodipendenti.

FRANCESCO STRAZZARI

Introduzione
PERCHÉ QUESTO LIBRO?

Perché ancora un libro di «testimonianze di vita»? Perché ancora un libro sulla droga e sull'AIDS? Perché tirare fuori dal privato parole destinate a un unico segreto interlocutore e brandelli di vita ora teneri, ora tragici, spesso intimamente sublimi, talora anche umanamente banali, ma sempre di persone fuori dal palcoscenico della storia?

Le lettere qui raccolte sono tutte rigorosamente vere, pubblicate con il permesso degli scriventi o spesso — purtroppo — solo con quello di genitori o fratelli, più raramente coniugi. Sono queste alcune delle lettere che in tanti anni un sacerdote italiano che vive a Londra ha ricevuto da giovani con molti problemi e dai loro familiari, quasi sempre lontani da loro. Non è questo un prete filosofo o studioso, non è il modello della «guida d'anime» per corrispondenza. Non scrive quasi mai, e, quando risponde, lo fa con frasi brevi, vergate su cartoline con larga calligrafia tonda quasi da bambino: caratteri larghi e avvolgenti come il suo abbraccio.

Ma perché tante lettere a lui? Perché la Provvidenza lo ha fatto trovare in un angolo di mondo all'incrocio di tanti disagi: un angolo unico che forse pochi — non coinvolti — conoscono, ma in cui molti, forse, potrebbero cadere.

A quest'angolo si incontra la sofferenza di ragazzi affascinati da un'avventura di indipendenza, di novità, di viaggi che scivola nella droga e da lì spesso al carcere. Un carcere, però, che alla frustrazione della costrizione aggiunge la disperata solitudine di un linguaggio poco comprensibile e di abitudini estranee. Quelle «stranezze» e «novità» che si erano tanto cercate diventano a questo punto barriere che imprigionano ogni speranza. Dall'altro lato si affaccia l'angoscia di famiglie rinnegate, che cercano disperatamente un contatto o una notizia, il tormento di genitori, fratelli, nonni, che si interrogano sui loro «errori»; la lacerazione fra il rispetto umano che induce a respingere la «pecora nera» e il cuore che grida «Dove sei? Torna!». Padre Carmelo è spesso l'unico anello che collega queste realtà allo sbando.

Ma chi è padre Carmelo? Cosa fa? Qual è il suo «metodo»? Come riesce a riempire questi vuoti? Come può riuscire a innescare un dialogo — e, soprattutto, a mantenere una comunicazione — con tante persone diverse, anche con chi è apparentemente arrivato al di là di ogni speranza di riscatto? Anche con chi è già passato e ha fallito tentativi di riabilitazione, esperienze di comunità ecc.?

Come può arrivare a mettere loro in mano una Bibbia e far sì che quel grosso librone, che neppure molti cattolici leggono completamente nel corso della loro vita, diventi il compagno di lunghi giorni di cella? Come può consolare una madre alla quale è costretto a riportare una cassettina di ceneri, tutto quanto resta di un figlio morto di AIDS? Di quel figlio che magari aveva — per vergogna — cancellato perfino il suo nome di famiglia? Cosa possiamo imparare dalla sua esperienza, noi uomini di buona volontà ma spesso di scarso successo nel comunicare, nell'ascoltare, nel consolare?

Il mezzo migliore — crediamo — per capirlo è lasciare che il suo ritratto, il metodo del suo offrire in comunicazione ed indicare itinerari di speranza, emerga a poco a poco in chiaroscuro da queste testimonianze e dalle sue parole.

Da queste lettere — scelte con difficoltà tra molte altrettanto significative — le storie emergono in filigrana, spesso dalle voci di più personaggi coinvolti e spesso articolate nell'arco di vari anni. Il tempo — cristallizzato nelle lettere dal carcere — è talvolta scandito dai richiami ad eventi di vita familiare, spesso di bimbi (nascita, asilo, primo giorno di scuola, prima comunione...), guardati da lontano e che danno una tragica sensazione degli anni perduti. I problemi di ordinaria sopravvivenza si mescolano a intimi ripensamenti e a frasi di alta poesia e di profonda meditazione. Il linguaggio è per lo più familiare, spesso con molti errori di ortografia e di sintassi che rivelano la semplicità e la spontaneità di chi scrive.

Le interruzioni nella sequenza delle lettere riflettono spesso l'uscita dal carcere o, comunque, un avvicinamento (e quindi la possibilità di parlare e la fine della necessità di scrivere), ma possono nascondere anche eventi tragici.

Non tutte le storie finiscono bene. Di molte l'epilogo è triste. Ma in tutto questo c'è verità. C'è soprattutto la verità di chi parla senza pudori, di chi si interroga spietatamente senza ipocrisie, di chi trova sprazzi di luce in un buio apparentemente senza speranza o via d'uscita.

Tanti di questi aspetti umani sono comuni a tutta la problematica dei tossicodipendenti e dei malati di AIDS. Quello che però la rende qui speciale è che la lontananza, le difficoltà della lingua e dell'orientarsi in una diversa prospettiva di tipo legale e assistenziale costringe i protagonisti a rivolgersi ad un intermediario usando la parola scritta.

Non dimentichiamo poi che l'intermediario non è un operatore sociale o un funzionario ma un prete cattolico, che, con i gesti e la parola semplice, cerca di trasmettere un messaggio d'amore, di un Amore che nasce molto più in su del suo cuore di uomo e che soltanto «passa» attraverso di lui: un interlocutore pronto a risolvere i problemi pratici ma soprattutto ad ascoltare quelli del cuore. Il risultato di tutto questo è che le persone si «raccontano» da sole; le loro storie, i loro sentimenti non sono mediati da un intervistatore o un biografo e rimangono, pertanto, assolutamente indenni da sovrastrutture o «interpretazioni».

Starà al lettore, con un processo più difficile, ma certamente più coinvolgente, ricostruire gli scenari di questa realtà, trarne l'interpretazione di un metodo applicato con successo alla solidarietà umana, dedurne i messaggi.

A tutti noi uomini di ogni giorno, che camminando nelle strade delle nostre città siamo spesso respinti dall'immagine spiacevole di un tossicodipendente, che rabbrividiamo al pensiero che l'emaciato seduto vicino a noi in autobus possa essere un «sieropositivo», può essere utile intravvedere attraverso le parole di queste lettere l'uomo, con le sue ordinarie esigenze ed i suoi slanci del cuore, nascosto sotto quella maschera sgraziata.

Per noi adulti, genitori e non, può essere importante scoprire che in questo mondo giovanile che ci sconcerta per la sua dissacralità dei valori antichi c'è qualche cosa che obbliga anche chi è arrivato alle situazioni apparentemente più deteriorate della vita ad usare la lettera maiuscola per scrivere mia Madre, mio Padre, la mia Famiglia, mio Figlio, la Donna che vorrei trovare.

Ai giovani, che si stanno arrampicando sulle strade della vita, tanti «messaggi» vengono diretti loro da questi coetanei. Ma parlano — direttamente o, più ancora, indirettamente — anche tanti adulti (genitori, nonni, fratelli) usando parole che la timidezza e il pudore dei sentimenti spesso non lasciano pronunciare.

In un mondo, poi, in cui le migrazioni tra i popoli possono creare delle sacche di particolare disagio in persone che allo spostamento in terra straniera uniscono problemi di comunicazione, di salute, di disadattamento sociale, vedere il problema «dall'altra parte» (dalla parte dell'immigrato) può insegnarci molto.

Chi poi anche crede con la Fede profonda di padre Carmelo, riuscirà a vedere in tutte queste storie — e anche nel suo ruolo in tutto questo — un sottile ma solido filo conduttore che porta nel mondo di oggi, con il linguaggio di oggi, un'altra testimonianza dell'Amore e della Misericordia di Dio.

Ecco perché è nato questo libro.

Maria Chiaramonte
Maria Laura Franciosi

MORENO DI BIELLA

Ricordo Moreno in carcere. Un ragazzo esuberante, brillante, pieno di voglia di vivere, che ha avuto il coraggio di sposarsi in prigione con una ragazza che amava moltissimo. Poi ricordo l'uscita dal carcere, la sua voglia di ricominciare una nuova vita e il soggiorno in Spagna dove ha cambiato ambiente e dove ha smesso completamente di drogarsi. Ma quando ha scoperto di essere sieropositivo, la sua esistenza è completamente cambiata. Non volendo gettare sulla moglie le sue sofferenze, ha preferito andarsene, scappare. Ed è ritornato a Londra. Ma la moglie ha continuato a cercarlo, disperata. Non le importava dello stato del marito, le importava solo lui.
Ricordo che Moreno trascorreva molte ore nell'ufficio della parrocchia, era giù di morale, non riusciva a trarre sollievo dalle mie parole, non riusciva a vedere dinanzi a sé. I miei incoraggiamenti apparivano inutili. Per lui la vita era oramai finita. Sentiva che i suoi giorni si accorciavano, vagava per la città senza meta. Poi è giunta la moglie.
Nel frattempo io mi rendevo conto che non era bene per lui restare a Londra in questo stato di disperazione e di isolamento. Lo vedevo spegnersi giorno dopo giorno mentre il male lo consumava velocemente. Mi sono messo in contatto con la famiglia e l'ho incitato a ritornare a casa. Mi ha dato ascolto ed è partito.
Poco dopo ho saputo che era morto. È stata sua madre a telefonarmi. Al telefono ho pianto. Mi sono rammaricato di non essere stato informato del suo aggravarsi. Sarei partito per stare accanto a lui negli ultimi momenti. Ma la fine è stata così veloce...

Londra, dal carcere di Ashford, 2 aprile 1985

Carissimo Carmelo, la tua visita di oggi mi ha fatto un immenso piacere. Sai, oggi durante il nostro colloquio avrei voluto parlarti di molte cose, fatti, sensazioni che ho provato, capito, ma di cui, anche adesso, trovo difficile parlare. Carmelo, sono sempre stato un tipo molto aperto, ma quando mi capita di parlare di ciò che è successo dentro di me in questi otto mesi di prigionia mi rinchiudo in me stesso, non ne so il motivo, e questo mi fa soffrire più di quanto stia già soffrendo.

È terribile non riuscire a liberarsi di qualcosa che ti fa penare, proprio non ci riesco, ma forse questo è il prezzo che devo pagare per tutto il male che ho fatto, per aver fatto soffrire così tanto i miei genitori, e mia moglie che amo con tutto me stesso e tutti gli altri che mi vogliono bene.

Non so se questo mio impedimento dipenda dalla situazione in cui mi trovo, ma tante volte, soprattutto quando sono un po' depresso, me ne faccio un vero e proprio complesso mentale. A volte mi sembra addirittura di essere impazzito; incomincio a parlare da solo restando immobile sulla mia brandina, fissando il soffitto e parlo. Parlo per delle mezz'ore intere senza mai fermarmi e alla fine mi ritrovo con le lacrime agli occhi perché mi rendo conto ancora una volta di non essere riuscito a liberarmi da questo complesso che mi fa soffrire; di non essere riuscito a parlarne neanche con me stesso.

Mio caro Carmelo, so benissimo che questa non è il genere di lettera che ti aspettavi. Forse quella lettera di cui abbiamo parlato oggi non la scriverò mai, molto probabilmente. Un abbraccio,

Moreno

Biella, 26 settembre 1985

Carissimo Carmelo, ci siamo permessi di disturbarti con questo pacco. Ti prego di scusarci ma era l'unica maniera sicura di far pervenire questi libri a Moreno. Speriamo che tu possa farglieli avere senza eccessive difficoltà.

Abbiamo inoltre saputo che sei stato in Italia. Noi speravamo che magari ci facessi una visitina, ma comprendiamo benissimo che i tuoi viaggi non sono di piacere. Io e mia moglie non ti ringrazieremo mai abbastanza per ciò che fai per Moreno, di cui negli ultimi mesi non sappiamo più nulla. L'unico collegamento con Moreno sei tu; pertanto, se non ti crea molto disturbo, facci sapere qualcosa per scritto o magari per telefono (addebitando a noi l'importo). Ti saremo sempre riconoscenti.

Ora ti saluto a nome di tutta la famiglia. Salutaci tanto Moreno e digli che quando tutto finirà noi verremo nuovamente a Londra e porteremo anche i suoi fratelli.

In un primo tempo pensavamo di venire a Natale, ma poi abbiamo desistito per motivi di lavoro e specialmente per motivi economici.

Preferiamo non sprecare soldi ora, forse saranno più utili a Moreno e Monica domani, quando metteranno su casa.

Ciao Carmelo, stai bene. Salutoni,

Mario e famiglia

Biella, 1 giugno 1988

Carissimo Carmelo, eccoci nuovamente ad avere bisogno del tuo aiuto. Credevamo che per noi e per Moreno il peggio fosse passato, ma purtroppo il destino continua ad essere spietato. Speriamo di farcela anche questa volta.

Noi per Moreno e Monica abbiamo fatto tutto quello che era umanamente possibile, ma da parte loro non c'è stata collaborazione. Vivono sempre con la testa tra le nuvole e nemmeno le tremende esperienze passate li hanno convinti che la realtà è ben diversa. Le parole sono una bella cosa, ma oramai per loro è giunto il momento, se vogliono vivere, di passare ai fatti. Moreno quando è tornato dalla Spagna sembrava diverso, molto ben intenzionato, e poi... è ricominciato tutto come prima.[1] Non ha più voglia di vivere, dice lui. Ma io non ci posso credere e sono certo che nemmeno lui ci crede veramente.

Carmelo, so che vieni in Italia presto. Se puoi, passa a trovarci. Ci faresti molto piacere anche perché abbiamo bisogno di avere dei consigli da te che sei una persona molto, molto straordinaria e speciale per noi.

Ciao, ti saluta anche mia suocera e i bambini, Isabella e io. Ciao a presto,

Mario

Biella, 29 novembre 1988

Carissimo Carmelo, abbiamo ricevuto la tua lettera con tutta la tua documentazione e ci ha fatto molto piacere. Ci scusiamo con te per non averti avvisato che Moreno stava male. Diciamo che è stata una cosa abbastanza rapida, in quanto ha cominciato a manifestare i sintomi di questa tremenda malattia appena tornato da Londra.

Probabilmente il fatto di aver saputo di essere sieropositivo dopo anni che era uscito dal giro lo ha sconvolto ed ha incrinato anche i rapporti con Monica. Si è sentito spacciato anche se fino all'ultimo ci teneva alle cure, anche pesanti, che gli facevano all'ospedale. Diciamo che non ha sofferto molto. Non si è nemmeno accorto di quello che gli stava accadendo. Aveva fatto circa un mese e mezzo di ospedale una prima volta. Era riuscito a debellare la candi-

[1] La spiegazione di questo comportamento si può forse trovare nel fatto che, in quel periodo, Moreno ha scoperto di essere sieropositivo.

dosi polmonare che lo aveva colpito gravemente. Era poi venuto a casa da noi e stava discretamente, Monica veniva a trovarlo e si fermava due o tre giorni.

Poi è ricominciata la febbre alta ed è dovuto ritornare in ospedale dove gli hanno nuovamente trovato i polmoni infettati, tanto che gli hanno messo l'ossigeno per aiutarlo a respirare. Però i medici erano ancora fiduciosi in una sua ripresa. Invece venerdì 18 c.m. verso le 11 di mattina si è sentito male e ha subito perso conoscenza, e alle 12 è mancato. Gli eravamo tutti vicini. Monica è stata fantastica e gli ha dimostrato tanto ma tanto amore, standogli vicino fino alla fine.

Noi in famiglia tenteremo di sopravvivere anche se è molto dura. Isabella ormai era preparata, ma per queste cose non lo si è mai abbastanza. Ora cercheremo di ritrovare quella tranquillità e serenità necessarie per continuare a vivere anche per lui che non ne ha avuta la possibilità.

Noi, Carmelo, ti ringraziamo per tutto quello che hai fatto per Moreno. Lui ti voleva molto bene (teneva sul comodino dell'ospedale la tua ultima cartolina) e ti preghiamo, quando vieni in Italia, di passare da noi; ci faresti veramente contenti. Presto ti invieremo anche il ricordino di Moreno. Per ora ti mandiamo una foto (l'ultima fatta a settembre in occasione della Cresima dei fratelli). Ciao, caro Carmelo, per noi sei la cosa più bella che abbiamo trovato a Londra. Ciao,

Mario

P.S.: Ciao Carmelo, in questo momento non sono in grado di dirti niente. Più avanti ti scriverò. Ma come vedi Mario ti ha già detto tutto. Ti saluto. I ragazzi e la nonna ti salutano. Grazie di tutto. Ti aspettiamo. Ciao,

Isa

Biella, 4 ottobre 1988

Ciao Carmelo, come ti va? Già ti vedo tutto indaffarato e sommerso di telefoni e scartoffie in quell'ufficio pieno di ragazzi che ti chiedono di risolvere i loro problemi. Sei troppo forte, Carmelo, forte d'animo, riesci sempre a confortare il prossimo. Io sto abbastanza bene e uscirò a giorni.[2] A presto Carmelo. Ti saluto e ti abbraccio,

Moreno

* * *

Perdonami amore[3]

La pioggia cade sui tuoi capelli
color sabbia bruciata
le gocce del temporale
sono simili alle tue lacrime.
Il mondo, ed io soprattutto,
ti abbiamo prima delusa
facendoti vedere solo luci e suoni
e poi ...poi ti abbiamo abbandonata
in una marea che ha il sapore della disperazione.
Cerca il sorriso di un bimbo
a cui hai appena sussurrato
dolci parole d'amore.
Prova a ricordare
il volto di una luna
in riva al mare dei nostri ricordi.
Commuoviti davanti ad un tramonto
che ti vede protagonista.

---

[2] Moreno scrive questa cartolina dall'ospedale pochi giorni prima di morire.

[3] Poesia scritta da Moreno alla moglie.

Ricorda ciò che ti ho promesso
e credi in te stessa
senza di me puoi
e devi farcela.
Perdonami amore.
Il tuo dolce viso
sarà per me l'unica nota intonata
in questa triste melodia.

MARTINO DI CREAZZO

Martino veniva spesso a trovarmi in ufficio alla chiesa italiana. Chiedeva solo soldi, sempre. Telefonava spesso alla madre dal nostro telefono e mi colpì come la trattava, alzando la voce, parolacce, insulti. Una volta ha sbattuto il telefono in terra per la rabbia.

Un giorno mi chiamarono dall'ospedale St. Thomas's: «C'è un ragazzo italiano che chiede di lei». Sono andato e ho trovato Martino, tutto fasciato, con una gamba rotta. Era lì sotto falso nome. Aveva commesso un furto, e per fuggire alla polizia era saltato da un cancello. Erano in due: l'altro l'avevano arrestato, mentre Martino era caduto su una lastra di vetro che gli aveva squarciato una gamba. Era riuscito comunque a scappare e a recarsi a piedi all'ospedale dove gli avevano fatto delle domande. Aveva risposto di essere caduto.

Andavo a trovarlo spesso e parlavamo molto.

Per me fu molto duro quando la madre mi scrisse che era morto. La prima volta che ritornai in Italia, andai a trovare la famiglia (a Londra avevo conosciuto solo la mamma). Una famiglia splendida. Parlammo a lungo e mi raccontarono dell'ultimo periodo della sua esistenza. Tra l'altro la mamma mi raccontò che una volta Martino, uscito in giardino con lei, cominciò a guardarsi intorno ammirando la bellezza della natura. Faceva freddo. La mamma gli disse: «Perché non ti copri?». Rispose, sereno: «Tra poco mi metteranno un cappotto di legno addosso». «Quanto tempo ho

perduto — diceva — avevo tutto e non ho goduto niente. Ma ora è troppo tardi».
La mia prima visita al cimitero fu molto commovente. Guardando la foto sulla lapide, me lo rivedevo davanti agli occhi: un giovane alto, bello, pieno di vita. Tre mesi prima di lui era morto di AIDS anche un altro ragazzo, un suo amico, che aveva qualche anno più di lui. A Martino dissero che era andato in montagna, per non farlo star male.

Creazzo (Vicenza), 26 marzo 1985

Carissimo don Carmelo, La ringrazio di cuore per la sua lettera e mi scuso profondamente. Sono stato via due mesi con Martino a Roma.

Dall'11 gennaio Martino è nella Comunità di don Pierino in Umbria. Domenica scorsa sono andato a trovarlo per la prima volta e stava veramente bene e ha già fatto grossi cambiamenti. Spero solo che questa volta sia quella definitiva (è già la terza comunità). Prima di poter entrare nella comunità, abbiamo dovuto fare due mesi di colloquio a Roma, e naturalmente anche la disintossicazione. Ringrazio ogni giorno Dio che finora tutto è andato bene. Oramai non avevo più speranza.

La saluto tantissimo e la ringrazio veramente di cuore per tutto quello che ha fatto per Martino e per tutto quello che sta facendo ogni giorno per altri ragazzi.

G. (il papà di Martino)

Creazzo, 30 maggio 1985

Gentile don Carmelo, purtroppo il sogno è di nuovo finito, Martino se n'è andato dalla comunità ed è già in condizioni tremende.

Se tutto va bene entro la settimana prossima entra forse qui a Vicenza in una comunità, ma oramai non mi faccio più illusioni. La vita è ritornata ad essere un incubo per noi. Peccato, siamo stati così felici ed io ero quasi convinta che questa volta sarebbe riuscito a finire il suo cammino per poi ricominciare una nuova vita. Non era ancora l'ora!

La ringrazio tanto per la sua lettera e per la sua pazienza! La saluto cordialmente e a presto,

E. (la mamma di Martino)

Creazzo, 11 luglio 1985

Gentile don Carmelo, La ringrazio tanto per la sua lettera, per l'articolo e per le sue preghiere.

Oggi sono molto più serena, perché Martino è di nuovo in una comunità terapeutica, qui a Vicenza, e per il momento tutto va bene. Speriamo che proceda anche bene!

Le sono sempre grata di quello che ha fatto anche lei per Martino e la ringrazio e la saluto cordialmente,

E.

Prima domenica di Avvento 1987

Carissimo padre Carmelo, già questa primavera avevo letto un articolo su di lei su *Famiglia Cristiana* che mi ha fatto molto piacere e le volevo scrivere subito. Ma ero molto presa con Martino (si ricorda ancora di lui?) e il tempo è passato. Comunque ho dato da leggere questo articolo anche a Martino e abbiamo parlato insieme di lei con piacere. Alcuni giorni fa l'ho veduta nelle interviste alla televisione e non sa quanto sono stata contenta di vederla! Le sono sempre così grata per tutto quello che ha fatto per mio figlio e per gli altri. Sono venuta così volentieri da lei ed ero sempre tranquilla quando sapevo che Martino era in contatto con lei.

Martino, dopo essere stato a Londra, era andato nella «Comunità incontro» di don Pierino a Mulino-Silla (Terni)

da dove però dopo cinque mesi scappò. Abbiamo avuto molte altre battaglie, ma a un certo punto Martino è cambiato e aveva cominciato a frequentare con molta soddisfazione il «Progetto Uomo» di don Mario Picchi a Verona. Non usciva più, se non con noi e tutto era così bello. Purtroppo dopo quattro mesi ha cominciato a sentirsi debole e, dato che era sieropositivo, il dottore ci ha sconsigliato di andare ancora a Verona.

Presto ha avuto le prime febbri e nel luglio 1986 si è ammalato seriamente; aveva la bronco-polmonite ed era in rianimazione, gravissimo. Però si è ripreso, contro ogni speranza, e abbiamo avuto la gioia di riaverlo a casa. Ma solo per poco. La sua salute diventava sempre più debole; e tutto l'anno 1987 è stato un vero e proprio calvario per Martino e anche per noi, vedendolo in condizioni di sofferenza enormi e non poter far niente! Martino sapeva di avere l'AIDS e sapeva anche che cosa lo aspettava. Non si è mai lamentato, è stato coraggioso, tenero e scherzava spesso. Il 5 luglio 1987 Dio lo ha chiamato. Sapendo che Martino adesso è in pace, senza tormenti e dolori, noi ora siamo sereni; però ci manca tanto!

Tre mesi dopo di lui è morto anche M. (sempre di AIDS). Non so se anche M. fosse venuto da lei, comunque era insieme con Martino a Londra, dopo però si erano divisi. Anche M. aveva finito il programma di don Pierino a Bergamo. Poveri ragazzi! Martino avrebbe compiuto 25 anni l'8 di dicembre. Io non voglio che Martino sia morto per niente. Nel suo nome mi sto battendo per i ragazzi colpiti da AIDS che soffrono nelle carceri di tutta Italia.

Sto raccontando il calvario di Martino a tanti giudici e anche al ministro della giustizia in modo che capiscano, che hanno a che fare con ragazzi già condannati a morte e senza scampo. Che non hanno bisogno di altre condanne ma solo di un po' di umanità e di amore! Ecco, quello che diceva anche lei.

Io la saluto con tutto il cuore e le faccio tanti auguri per il suo difficile ma bellissimo lavoro. Se potrò essere in qualche modo utile (contatto con genitori di ragazzi italiani a Londra ecc.) sarò volentieri disponibile.

Un abbraccio e un sereno buon Natale,

E.

Creazzo, Natale 1989

Carissimo Padre Carmelo, ti allego qualche scritto di Martino. Povero amore mio! Tre anni fa è stato il suo ultimo Natale. Noi però siamo sereni. Martino ci ha fatto tribolare parecchio, ma ci ha anche dato molto! Parliamo spesso di lui ed è sempre nei nostri pensieri, ma siamo senza dubbio convinti che adesso stia veramente bene.

Ti faccio i miei migliori auguri per un sereno Natale e un eccezionale 1990.

Che Dio benedica te e il tuo lavoro. Ciao,

E.

* * *

Dagli scritti di Martino

Lettera al papà dopo avere rubato qualcosa

Notte. Cosa devo fare? Credimi, la persona che sta più male e che è più umiliata per la vita e le azioni così stupide che fa sono io. Ma quando mi capitano certe occasioni, torno bambino. Come un bambino che vede sopra il tavolo della cioccolata e la prende senza pensarci.

Sto attraversando un momento veramente difficile della mia vita, voglio, ma non riesco; desidero, ma dimentico. La mia mente è piena di contrasti. Il mio ego combatte giorno dopo giorno contro l'ago e sinceramente non so, se sarò solo, chi prenderà il sopravvento! So che sono molte volte un vile, ma non fatemene una colpa; poi quello che soffre di più sono io. Decidere è duro. Stasera, sabato sera per la città, ho visto la gente di una volta contenta. Ho visto la mia ex ragazza e la sua bella compagnia, sana e bella, e ho pianto. Il pensiero è la più brutta tortura a cui sono sottoposto, molte volte non so se...

I miei problemi sono veramente tanti perché se no, non mi sarei buttato nella droga a capofitto. Il brutto ora nel mio caso è cambiare tutta la mia filosofia di vita; il che è molto brutto perché vuol dire che hai sbagliato tutto nella vita; è duro mandare giù questo. Io con la gente normale proprio non mi ci vedo, sto male, arrossisco, divento violento e tutto questo perché non voglio ammettere di sbagliare, anzi, mi do ragione per tanti motivi, forse anche per i libri che ho letto, per la vita assurda che mi vedo intorno. Chi me lo fa fare? E giù a farmi come uno squalo, perché, quando mi faccio sto veramente bene. Ma dopo anni di esperienza ho deciso di cambiare, perché non trovo giusto che non faccio nulla per me, per cambiare la situazione, per chi mi sta intorno.

Posso cambiare qualcosa se mi impegno? Perché è giusto cambiare? Cosa mi porta il bucarmi di continuo? Molte domande mi passano continuamente per la testa, e sono talmente tante, che non so da dove cominciare, mi spavento e casco. Sì, forse per pigrizia o per comodità.

Un amico

Perché no! Può essere una stagione: Settembre.

Penso troppo: una marea di ricordi si accanisce su di me.

Ora scrivo, è Settembre, bei ricordi, ma?

Rumori, la natura mi persuade a stare calmo, troppo calmo, d'improvviso realtà! A che storia sto pensando? Strano!

Ogni tanto il vuoto si fa sentire, ma subito scompare, per lasciare posto al mare. Ah che gioia, essere soli con un amico come te! Grazie Settembre, non mi lasciare.

Morte di un'amica

Ti ricordo, ieri, pochi capiscono il tuo profondo animo.
Forse nessuno!
Era l'ora del desiderio.
Volli provare.
Perché?
Per gustare.

Natale 1986[1]

Caro Babbo Natale e buon Bambin Gesù, Ti scrivo per ringraziarti del regalo sudato che mi hai dato, il primo Natale dopo tanti anni: lucido, pulito, senza droghe di nessun genere.

Non ci credevo. Mi pare impossibile, ma ce l'ho fatta, non ero felice, anzi con la nuova malattia che colpisce noi ex e non tossicodipendenti i miei pensieri non erano del tutto gioiosi. Mi sono sentito però umano e non bestia come al solito.

Comunque spero in un anno di prove positive di potermi riscattare agli occhi di tutti ma soprattutto ai miei. In fondo, dalle mie conoscenze ho capito che non siamo cattivi, ma ipersensibili e perciò più facile preda del sogno magico e maledetto.

Auguro a tutti un prospero anno nuovo in cui la felicità arrivi a tutti senza artifici.

---

[1] *Nota della madre*: Ho trovato questa lettera dopo la morte di Martino. Era il suo ultimo Natale!

ALESSANDRO DI TREVISO

Ho visto Alessandro la prima volta in carcere. Era insieme con Franco, un altro ragazzo la cui vicenda è narrata in questo libro. Il primo incontro è stato come quelli che avevo con tanti altri ragazzi. Mi ha raccontato subito della sua vita, dicendomi che era sposato e che aveva un bambino al quale era molto affezionato. Da allora ci siamo sempre sentiti. Poi è sparito dalla circolazione finché un giorno ricevo una lettera dall'Olanda. Era Alessandro che mi diceva di essere in carcere lì. E poi un'altra lettera da Treviso per dirmi che aveva smesso di drogarsi.

Non l'ho più rivisto finché un giorno, in occasione di un incontro a Padova per parlare del libro sugli ex terroristi,[1] lo rivedo lì, in quell'ambiente di professori e studenti universitari. All'incontro avevo invitato anche persone che conoscevo e Alessandro aveva risposto all'invito. Nell'incontro si parlò anche molto di droga e di AIDS. Alessandro si alzò per raccontare la sua esperienza di tossicodipendente e di carcerato. «Io sono uno di quelli di cui questo prete sta parlando», disse. Le sue parole furono un momento molto importante dell'incontro e molta gente aveva le lacrime agli occhi.

---

[1] Il libro ricordato è: *Eravamo terroristi. Lettere dal Carcere*, in cui padre Carmelo Di Giovanni ha raccolto lettere scrittegli da ex terroristi da lui conosciuti in carcere (Edizioni Paoline, Cinisello Balsamo 1989).

Da una recente lettera che Alessandro mi ha scritto per autorizzarmi a pubblicare la sua storia è uscita una sua fotografia insieme ad uno splendido bimbo e ad una sorridente giovane donna su un luminosissimo campo di neve.

Londra, dal carcere di ...., 2 giugno 1985

Gentile don Carmelo, le scrivo per informarla un po' sulla mia situazione di recluso. Come lei sa, sono stato arrestato per un fatto di droga. Io che non conosco le leggi inglesi mi ero fatto un'idea approssimativa della gravità dell'accusa, ma ora che ho letto i verbali della polizia, mi trovo di fronte a un problema di cui non ero a conoscenza.

Quello che vorrei farle capire è se le pare giusto che un ragazzo solo perché è uno che si buca venga messo in prigione del tempo e su delle prove che non sono basate altro che su una parola vaga!

Io sto veramente subendo delle conseguenze gravi, poiché psicologicamente mi abbatto e non riesco a darmi una ragione del motivo di questa mia situazione. Ora che sto meglio vorrei poter riuscire finalmente ad uscire da questo tunnel che è la droga. Questa esperienza vorrei sinceramente che mi portasse a capire quanto sia meglio vivere liberi e non schiavi di qualcosa. Da quando mi drogo non ho più avuto la sensazione di provare le vibrazioni buone della vita, ma solo pensieri malvagi e oggi che mi trovo sì prigioniero ma anche libero da questo ne sono felice.

Ero venuto in Inghilterra per smettere e lavorare. Poi, conosci un amico, ne conosci un altro, mi sono di nuovo messo a drogarmi e così ora sto pensando veramente di smettere. Io desidererei parlare, consultarmi, basarmi su delle persone che possono essere coscienti del mio problema e possono farmi maturare in questa mia decisione. Qui non è possibile, e io ho paura, una volta fuori, di ricadere nella strada buia della droga.

Così ho deciso di scriverle per chiederle se fosse possibile che io, quando sarò liberato, venga accettato da una «comunità» o qualcosa del genere e con l'aiuto di queste persone diventare una persona come tutte le altre. Spero che mi crediate perché sono sincero. Da quando mi drogo ho perso tutto quello che la vita mi offriva e ora che la mia testa è lucida me ne rendo conto. Avrò 27 anni tra una settimana ed è come se ne avessi 20 perché gli anni che ho trascorso con la droga vicina è come se non li avessi vissuti, anche se purtroppo ero io a viverli.

Io qui in carcere vivo abbastanza bene, ma potessi occuparmi di qualcosa, lavorare, studiare... E in più sento il bisogno di parlare, di essere ascoltato perché ho dentro di me un mucchio di idee ma non so se sono giuste.

Da questa lettera lei trarrà delle conclusioni che le faranno capire un po' di me stesso. Vorrei che mi rispondesse perché è l'unica persona di cui mi fido.

Ora la saluto ringraziandola sin da ora della sua cortese partecipazione. Spero mi venga a trovare non appena avrà un po' di tempo.

Un sincero abbraccio,

Alessandro

Londra, dal carcere di ..., 6 luglio 1985

Carissimo don Carmelo, le scrivo per informarla sulla mia situazione. Ormai sono passati due mesi dal mio arresto e proprio oggi mi è stata comunicata la data della «Gran Corte»:[2] è fissata per il 22 luglio. Il mio avvocato però cercherà di farla rinviare di due settimane per preparare delle carte.

---

[2] «Gran Corte» è il termine con cui i detenuti italiani indicano la *Crown Court*, il «tribunale della Corona», per i processi di prima istanza.

Come già le ho scritto, oltre a desiderare chiaramente di finire questa brutta storia, desidero che questa mi sia utile per smetterla veramente con questa droga. Mi sono accorto di avere sprecato già molto tempo dove ho conosciuto solo cose dove il male era padrone, l'umiliazione e la degradazione morale, facendo cose che ora ripudio e che non ho nessuna voglia di rifare. Non so cosa farò quando potrò uscire, ma nella mia testa ci sono molte idee.

Forse la più indicata è di lavorare e nello stesso tempo seguire una comunità terapeutica dove posso continuare e non solo fisicamente (ormai sto bene) ma psicologicamente perché nella mia testa i problemi che avevo quando ho cominciato questa brutta strada ci sono ancora. Chiedo aiuto a lei non avendo una buona conoscenza dei metodi inglesi, però so che ne esistono. Voglio ricominciare una vita nuova e non più schiava di una siringa. Ora che sto bene non voglio ricadere, anche perché penso che se ricadrò non avrò altre alternative per rifarmi. Questi anni passati nel giro della droga sono volati via e nello stesso tempo non può immaginare quanto ho sofferto.

Ho perso tutto nella mia vita. Avevo una casa bellissima, una famiglia, un bambino bellissimo, una macchina, insomma tutto quello che un uomo può desiderare e, mese dopo mese, anno dopo anno, ho perso tutto e ora mi trovo solo con tutti i miei problemi che non sono riuscito a risolvere, ma solo a non pensarci perché l'eroina mi dava quella tranquillità e sicurezza che non avevo affatto.

Don Carmelo, sono veramente convinto di smetterla. Mi dia una mano lei che con me si è dimostrato comprensivo e buono.

Ora la saluto con molta stima e amicizia. Spero che mi venga a trovare presto.

Distinti saluti,

Alessandro

Amsterdam, dal carcere, 9 maggio 1986

Caro Carmelo, mi è venuto così spontaneo scriverti due righe per farti sapere come me la passo ora. Sai oggi, 9 maggio 1986, un anno fa giusto giusto i poliziotti inglesi mi arrestarono (ingiustamente) e per fortuna o non so, non vorrei essere falso, ma ci credo, per volere di Dio sono riuscito ad uscire da quell'inferno dei vivi e proprio oggi mi viene in mente che solo tu, Carmelo, mi hai aiutato e tu non puoi credere quanto io te ne sia grato e riconoscente. Lasciamo stare i discorsi patetici. Io sto abbastanza bene anche se qui è molto brutto. L'ambiente è pieno di drogati all'ultimo stadio, che credevo il mio, ma mi sono ricreduto. È forse la mia età, ma io non mi sento così, mi sento uno schiavo e di conseguenza uno che si comporta come tale, e cioè forse male, ma non c'è paragone a confronto di marocchini, negri, arabi, e non so quante razze, tutti infognati nella droga, che per pochi soldi accoltellano, ma senza pensarci.

Io che mi trovo qui per sbaglio passato (dicembre) non vedo l'ora di poter ritornare in Italia. Solo che non so come fare per sapere che cosa ho lì di problemi e quindi non so cosa rischio. Ho fatto solo reati per procurarmi la droga e ho preso un anno e otto mesi perché reo confesso di aver aiutato uno che stava male a trovare la droga. Io l'ho aiutato e poi è stato beccato e siccome conosceva me mi ha messo in merda (anche se la droga non l'ho venduta io ma un grosso spacciatore che non è stato interpellato e continua a mettere soldi in banca alle spalle della gente come me, che per avere la droga correvo per pochi soldi per questa gente e così la polizia mi ha adocchiato e arrestato).

Prima con una firma di una pazza, in seguito ricoverata in una clinica per malattie mentali (perché di famiglia molto ricca) e questa rogna non so più com'è finita. Poi quello cui ti ho accennato. Insomma per questo sto qui a fare il barbone ad Amsterdam (ora me ne vado per un po' in Spagna almeno una settimana, perché l'hanno scorso non ho visto il mare essendo in prigione). Mi sono dimenticato certe cose!

Tu, caro Carmelino, come te la passi? Dopo che avrai ricevuto la mia lettera desidero che tu mi scriva una lettera per raccontarmi un po' di Londra, di te, di tutto quello che mi rammarica ricordare perché stavo meglio lì che qui, al cento per cento. Be', è inutile, il tempo prosegue e la vita deve continuare. Ora prendo un po' di droga, mi tengo sul possibile. Ma qui è «issy»,[3] la trovi dappertutto, la vendono nei bar e in certi anche l'eroina e la cocaina (costa la metà di Londra). E quindi non è difficile trovarla se appena stai male.

Ho frequentato della gente cattolica, però in inglese non capivo molto durante i meeting alla domenica in chiesa, in più non so se erano cattolici: ora non ci vado più perché non mi piaceva molto l'ambiente. Tu conosci per caso qualcuno che parla italiano o che lo stesso è cattolico e mi può introdurre nel lavoro o in qualche attività che mi possa distrarre dalla droga, perché il mio problema è che non so cosa fare e poi vado dai soliti amici pieni di droga e anche se non ho soldi me la danno.

Ora ti lascio con un grosso abbraccio di chi ti vuole veramente bene e ti stima. Spero che tu mi risponda al più presto perché vado via. Sto qui fino alla fine del mese. Se tu mi scrivi, è facile che possa ricevere una tua lettera (non è sicuro se dopo però ritorno alla prima o seconda settimana di giugno). Salutami Marcello e Franco il romano. Digli che mi ha fatto un bidone. La Renault 5 era fusa (non importa, anche se ora quei 400 pound mi farebbero comodo). Tante belle cose. Che Dio ti aiuti sempre perché sei un magnifico uomo. Ciao. A presto. Il tuo amico

Alessandro

---

[3] Spelling errato dell'aggettivo inglese *easy* = facile.

Treviso, 18 aprile 1989

Carissimo Carmelo, con commozione oggi ho ricevuto la tua lettera. Devi sapere che da molto tempo intendevo mandarti i miei saluti, ma non avendo l'indirizzo ho sempre rinunciato. Per questo sono felicissimo della tua lettera perché ho moltissime cose da dirti, ma in particolare GRAZIE per quello che hai fatto per me e per come l'hai fatto. Ti voglio subito dire che ora sono un ragazzo diverso da quello che hai conosciuto. Ho finito un programma terapeutico (CEIS) e da quattro mesi lavoro presso un magazzino di salumi e formaggi e vivo una vita tranquilla e onesta.

Quando sono tornato qui, ho vissuto tutta la disperazione e la paura che hanno modificato in me i miei pensieri. Sono riuscito a trovare le motivazioni giuste per avere la speranza di riuscire a cambiare perché mi sentivo troppo male e disperato, senza affetto e valori. Ho conosciuto il CEIS, che è una comunità terapeutica molto dura. Lì con fatica ho passato una fase di accoglienza di dieci mesi, poi di comunità dodici mesi e infine di rientro (dodici mesi). Ora è poco che sono in famiglia e sto bene. Devi capire che non è stato facile, ma la convinzione di farcela e di vivere una vita nuova e pulita mi ha trascinato a credere e ora credo con sincerità a quei valori positivi come l'amicizia, l'amore e il rispetto e, per me, fondamentale, l'onestà e la chiarezza. Non mi dilungo a spiegarti, anche se mi farebbe piacere, ma ora che ci potremmo tenere in contatto, conto di farlo. Ci tengo alla tua amicizia perché ho una grossa stima di te e fiducia che per me è una cosa importante. Sono felice veramente perché so di aver trovato un amico che forse avevo perso, ma che sicuramente non ho dimenticato. Ora ti lascio perché devo andare al lavoro. Spero che tu sia felice di sapere che sto bene e che con la droga non ho più dipendenze da più di tre anni. Anche questo per te deve essere una cosa bella e ne sono convinto perché condividere, ho imparato, è una cosa meravigliosa, specie se si fa con chi ti vuole bene. Aspetto tue notizie e se vieni in Italia non mancare di venirmi a trovare. Con affetto,

Alessandro

Treviso, 25 ottobre 1989

Caro Carmelo, con piacere ho ricevuto la tua lettera e come vedi ti rispondo quasi subito. Mi fa piacere quello che scrivi e comunque devi solo ringraziare te se a Padova sono intervenuto e per la realtà delle cose. La mia testimonianza non poteva che essere utile a tutti.

Mi scrivi che vuoi mettere nel libro le mie lettere. Io sono favorevole e se possibile mi piacerebbe potere anche dare il mio contributo finale con il mio ultimo periodo, quello della risocializzazione e inserimento nella società. In questi giorni ho fatto richiesta di graduazione e spero molto di riuscire ad averla. Come sai, con Franco[4] ho iniziato ad avere un rapporto nuovo e ora lo aspetto per Natale che dovrebbe venire a trovarmi. Di questo ne sono felice perché ritrovare un amico è molto importante per me. La mia vita è abbastanza buona, ho amici positivi e un lavoro anche se i problemi ci sono sempre. Comunque la forza dentro me è tale da affrontare tutto. Spero che anche tu stia bene e che tutto ti vada per il meglio. Se vedi Franco, dagli un abbraccio per me.

Ti mando i miei più sentiti saluti. Fatti sentire al più presto, OK? Ciao,

Alessandro

---

[4] Erano insieme nel carcere di Londra.

Trieste, 3 febbraio 1991

Caro Carmelo, ti scrivo ancora, dopo che non ho ricevuto tue notizie. Penso comunque che i tuoi impegni ti abbiano occupato molto.

Nei giorni scorsi ho scritto anche a Franco e aspetto una sua risposta. Qui sto bene, ho cambiato città. Ora abito a Trieste dove lavoro. Ho trovato un lavoro insieme a mia moglie. Facciamo i custodi di una villa di un ricco signore. Ci ha dato una casa graziosa e ci siamo sistemati.

Mi sono dimenticato di dirti che il 7 ottobre 1990 mi sono sposato, con rito cattolico in Romania. Mia moglie è romena, e siamo felici.

Come vedi ora, dopo tanti anni di lotta per cambiare, ho avuto dalla mia molta fortuna e sono riuscito a trovare un vero equilibrio di uomo. Sposarmi è stato un passo importante e responsabile, e amare una persona è una cosa per me sublime, il massimo dei sentimenti.

Ora desidero avere dei figli, lavoro permettendo e... soldi. Ora che ho una casa sei invitato a venire. Trieste è bella. Quando vuoi, vieni, che ti aspetto.

Salutami Franco. Tu e lui siete per me degli amici di un passato, ma che ora è il mio presente, e vi ricordo belli e vivi dentro di me.

Aspetto tue notizie. Ti lascio il mio indirizzo nuovo. Un grosso abbraccio sincero,

Alessandro

Trieste, 10 aprile 1994

Carissimo Carmelo, sono molto lusingato che tu abbia scelto le mie lettere per metterle nel tuo libro. Spero molto che possano servire a tutti quei ragazzi che sono nelle piazze che soffrono e non hanno più nessuna speranza di cambiare vita.

Invece, io sono un testimone che si può uscire da questa maledetta cosa, e non solo io, e non solo per dei periodi, ma radicalmente.

Sono otto anni che non uso più quella roba, e sto bene, come sai. Ho realizzato delle cose materiali che avevo perso (casa, auto, benessere) e sentimentali. Ho una moglie che amo come il primo giorno di matrimonio e un figlio di un anno e mezzo che è il mio stampo e non ho parole per definirtelo. È meraviglioso.

Ho un nuovo rapporto con le persone e gli amici. Se guardo il passato, è tutto meraviglioso, ed è questo che mi aiuta ad andare avanti, a soffrire, a gioire, sentendomi dentro e guardando negli occhi il mondo.

Ti mando una foto della mia famigliola.

Con affetto,

Alessandro

FRANCO DI TORINO

La storia di Franco è indicativa: dieci anni di eroina, carcere, almeno tre volte «pulito» e altrettante ricadute anche in comunità, fino alla decisione finale di abbandonare completamente. Ora Franco lavora come operatore in una comunità londinese.

Lo conobbi nel carcere di Wormwood Scrubs a Londra nel 1985 mentre era detenuto insieme ad Alessandro di Treviso. Aveva ventiquattro anni, ed era finito in carcere dopo varie vicissitudini tra l'Italia e Londra, e alti e bassi con la droga. Ricordo che mi aveva impressionato il suo aspetto: si era fatto crescere, lunghissimi, barba e capelli, tanto che lo chiamavano il «filosofo» o il «profeta» per l'aspetto ieratico che aveva assunto. L'ho seguito per tutti i quindici mesi della sua detenzione anche quando fu trasferito in carceri fuori Londra. Mesi apparentemente del tutto inutili, se è vero, come ricorda Franco, che «lo stesso giorno che mi hanno rilasciato sono tornato alla stazione Victoria con il desiderio di rifarmi di eroina».

Dopo l'uscita dal carcere lo persi di vista. Si era rimesso nella solita vita.

Una mattina mi si presentò improvvisamente alla chiesa italiana. Aveva rubato circa duemila sterline ad un altro tossicodipendente che lo stava affannosamente cercando per vendicarsi. Franco piangeva disperato. Io fui molto fermo e duro. Non intendevo farmi intimidire o commuovere. Gli dissi solo: «Sei qui perché hai paura. Non farmi perdere tempo». Ma, poi, quando alla mia secca domanda: «Ma

vuoi essere aiutato seriamente o no?», mi rispose di sì, attivai la mie conoscenze e la sera stessa Franco entrò nel centro di disintossicazione di City Road a Londra. Dopo un mese fu inviato in una comunità fuori Londra. Quasi un anno dopo, improvvisamente, ricomparve un giorno nel mio ufficio alla chiesa ridotto ad una larva umana. Era scappato dalla comunità e aveva ricominciato a drogarsi. Oscillava davanti a me, ripetendo ossessivamente «dammi uno schiaffo, sputami in faccia, menami perché è questo che mi merito». Lo abbracciai stretto. Parlammo a lungo e Franco rientrò in comunità. Lo hanno accettato a patto di ricominciare da capo. Così è stato.
«Per me è stata più lunga — ricorda Franco — ma ne è valsa la pena». «Per uscire dalla droga — osserva — devi credere in te stesso, sapere di essere in grado di farcela». È importante notare l'influenza che hanno avuto nelle sue decisioni le donne della sua vita e gli amici che lo hanno incoraggiato a tirarsi fuori e che hanno creduto che ce l'avrebbe fatta. In effetti ce l'ha fatta soltanto quando lui stesso ha capito dove sarebbe andato a finire se avesse continuato. È sintomatica anche l'importanza della relazione con i genitori, difficile, perché mancava il dialogo. Ora Franco sta programmando di ricominciare la sua vita in Italia, accanto alla sua famiglia, in un rapporto ricostruito — o meglio riscoperto — con i genitori e i fratelli.
Accanto alla sua storia vi è quella di Stella, che ho conosciuto prima per lettera e poi anche personalmente in Italia, dopo che lei mi attese pazientemente alla fine di una conferenza che avevo fatto a Torino. Anche la sua è una storia indicativa: Stella, tanto amata e che tanto ha amato, ma che è stata sconfitta — così come tante come lei — in una lotta impari contro la droga che aveva conquistato la persona amata, una lotta che da sola non poteva sostenere.

Dal carcere di Northeye, 13 gennaio 1986

Caro Carmelo, come sai il giorno del mio rilascio si sta avvicinando e io mi sto trovando sempre più impreparato alla nuova vita che mi aspetterà fuori da queste mura. Mi ero ripromesso di non parlare di «roba» ma come si fa se la causa di tutto dipende da essa. Sarebbe un discorso assai lungo da affrontare per lettera e poi sappiamo benissimo tutti e due cosa bisogna fare.

Carmelo, in te ho trovato un'isola in mezzo all'oceano. Tu mi sei sempre stato di aiuto materialmente e spiritualmente e questo mi ha aiutato moltissimo in questi lunghi mesi passati da una prigione all'altra. Un grazie sarebbe assai poco. Io lo so che ti farebbe piacere e credimi piacerebbe anche a me poter dire di essere finalmente riuscito a togliermi un fantasma dalle mie spalle che da cinque anni a questa parte mi sta facendo il sorriso! Come sarebbe bello se la tua vita potessi manovrarla a tuo piacimento. Allora sì che sarebbe bello, tornare indietro a quello stupido giorno e al posto di allungare la mano con i primi soldi per la roba, mi allungherei un bello schiaffone. Ma purtroppo questo non sarà mai possibile e mi devo accontentare di metterla come una esperienza un po' troppo pesante forse ma pur sempre un'esperienza.

Comunque, l'esperienza forse a qualcosa mi è servita. Io non dico che bisogna provare di tutto per avere una conoscenza generica di vita, però adesso che ho una creatura che sta crescendo e a un'età adatta sarò in grado di prevenire mio figlio dallo stesso sbaglio che ha fatto il padre. Effettivamente, come potrei spiegarlo a lui se io non ne avevo avuto conoscenza? Forse, mi dico, questa è l'unica cosa positiva in questo squallido quadro della mia vita. Il resto è bruciato tutto, poco è restato e quel poco è solo un lontanissimo ricordo. In questo momento mi sento proprio come un naufrago. Pensa che da quando sono in prigione non ho mai ricevuto notizie da casa, eppure se volessero scrivermi l'indirizzo lo sanno, ma allora perché questo silenzio? Perché mi hanno lasciato così isolato? Non lo so! Forse i miei avranno pensato di lasciarmi al mio destino, così da potermi rendere conto di quando sei solo con la roba. Ma la roba è da un po' che non ce l'ho e questa sarebbe stata l'opportunità giusta per riallacciare i legami.

In effetti, sono io che sono cambiato. È stata la galera a farmi cambiare. Un basta all'eroina è di sicuro. Era già da un po' che volevo darci un taglio e finalmente ora ho trovato lo spirito giusto, grazie forse a tutto questo periodo di riflessione. La cosa che mi spaventa invece di più è che non amo più mia moglie.[1] Ho un grosso rispetto verso di lei, però l'amore è caduto durante questi mesi. Ora mi devo adattare a questa nuova vita perché non mi vedo proprio ad avere una vita con lei. Come vedi, ho sempre un problema a cui pensare. Quando arriverò ad essere di nuovo normale? Spero presto e nel frattempo cerco di tornare lentamente nel mondo dei vivi. Ciao e scrivimi presto.

Franco

Dal carcere di Northeye, febbraio 1986

Ciao Carmelo, ho ricevuto notizie dall'Italia, da mia moglie. Niente da dire, una bella lettera, chiara e concisa. Mi ha detto che si è rimessa con un altro. Mi scrive che lui la ama, che in due mesi le ha dimostrato tutto il suo amore e che lei intende mettersi su una nuova strada.

La notizia non l'ho presa troppo bene anche perché, come tu sai, la prigione ti carica di un umorismo quasi irreale e tutte le follie te le devi tenere dentro di te, non hai niente con cui sfogarti. È una situazione strana, non so se l'amo oppure no, o se la odio; so solo che non so che pesci pigliare.

Lei dice che mio figlio resterà sempre mio figlio; tutto dipende da come mi comporto su una certa materia e tu sai a cosa si riferisce.

---

[1] È la ragazza con cui viveva, ma non l'aveva sposata.

Non so cosa succederà dopo che sarò uscito di qui, dove andrò; cosa farò.

Franco

Torino, 15 dicembre 1986

Ciao Carmelo, ti scrivo dopo molti mesi per dirti che il mio silenzio non è stato dettato da menefreghismo ma da fattori diversi e importanti.

Sono felice e in pace con me stesso. Ti ricordi quando su una squallida brandina tu mi dicevi che un giorno ce l'avrei fatta? Bene, quel giorno è arrivato. Sono riuscito in tutto o quasi. I ricordi del carcere sono assai lontani ma vicini allo stesso momento. Una lezione di vita indimenticabile, se di vita si può parlare. La paura che il mondo mi crollasse attorno è scomparsa ed ora mi sto incamminando verso una felicità non più costruita di illusioni visive e mentali ma bensì di realtà. Verrò a trovarti a Londra per l'anno nuovo, aspettami!

Per favore manda gli auguri da parte mia ad Alessandro di Treviso. A presto,

Franco

Torino, 4 maggio 1987

Carissimo Padre Carmelo, vengo a lei con questa lettera perché in un momento così difficile per noi da superare non ho trovato persona più indicata pur non conoscendoci.

Io mi chiamo Stella e sono la compagna di Franco.[2] Lei padre sicuramente conoscerà il nostro caro ingenuo e confuso Franco.

---

[2] Non è la stessa donna cui Franco fa riferimento nella lettera precedente chiamandola «moglie».

Padre Carmelo, questo è un momento assai difficile per lui e per me, che non sapevo dove sbattere la testa e così dopo aver pensato a lungo su questo mio gesto, ho deciso di rivolgermi a lei. Perché in lei Franco ha creduto, sperato e accettato quanto lei gli offriva.

È da quando Franco è tornato a casa che stiamo insieme e ho diviso la sua gioia di essere nuovamente una persona sana e reinserita nella vita che offre il nostro paese, nella società che a malincuore accetta un ex tossicodipendente e tutto quello che ne può essere il seguito.

A luglio, quando lo vidi per la prima volta, era un ragazzo fantastico, pieno di gioia con tali lezioni di vita da menare per il naso qualsiasi bastone che si mettesse tra le sue ruote. Io e Franco ci conosciamo da quando avevamo io 15 e lui 16 anni. Eravamo stati compagni per un po', poi la nostra strada si è divisa. Lui ha avuto la sua storia, io la mia.

Sono una ragazza di 25 anni, con una vita difficile, appartengo a una famiglia numerosa, sono cresciuta nello stento, incomprensione e tutto quello che ne può derivare da una situazione come la nostra, ma non per questo mi sono lasciata indurre in tentazioni, compromettendo la mia serena e modesta esistenza. Mi sono sempre accontentata, ho lavorato, e sudato quello che sono riuscita a ottenere.

Rividi Franco il 7 luglio 1986 e mi si accese davanti quel suo essere, io ero in una situazione sentimentale difficile con un altro. Ci siamo ritrovati dopo tutti quegli anni con tutto quello che era successo per me e per lui e ho capito che io avevo bisogno di lui e lui di me. Da allora non ci siamo più lasciati. Sono stata tanto bene con lui nei mesi passati, ora un po' meno.

Franco la ricorda spesso, è così che l'ho conosciuta, Padre. Mi ha parlato e riparlato, di Londra, della prigione, della droga. Esperienza dopo esperienza, ha voluto dividere tutto con me. Per l'anno nuovo stavamo venendo in viaggio vacanza a Londra, ma poi per causa mia non siamo potuti venire. Non mi bastavano i soldi. Mi è dispiaciuto molto per Franco, perché ci teneva molto.

Tutto prosegue bene e tranquillo fino a febbraio. Poi Franco ha avuto un'emorragia cerebrale causata da un angioma. È stato malissimo e sottoposto a un delicato intervento neuro-chirurgico all'ospedale Molinette di Torino. Io non so cosa sia successo in lui, da quel momento non è stato più lui. Subito dopo l'anestesia si è risvegliato in uno stato d'angoscia, e io l'ho giustificata con un rilassamento psicofisico contro la sua volontà accumulato nei giorni precedenti l'intervento. Ha avuto molta paura di morire anche se non l'ha mai confessato a nessuno.

Io sono stata sempre con lui. Era così indifeso, impaurito, e debole. Ha pianto nel ricordo di Padre Carmelo e io con lui, chissà cosa mai ha visto nel suo sonno forzato. Non dimenticherò mai quei momenti, e mai dimenticherò i suoi occhi tristi a rincorrere ricordi, pensieri, paure. Alle tre del mattino privo di resistenza è crollato a dormire e dopo un'ora e mezzo si è risvegliato. Mi ha chiesto quanto avesse dormito. «Un'ora e mezzo» gli ho risposto. «Anche questa è andata» ha detto con un sospiro. Adesso era tranquillo, ce l'aveva fatta, la sua paura era quella di non riuscire più a svegliarsi. Da quel momento è iniziata la convalescenza e ora sta bene. Apparentemente.

Tutto è iniziato circa due mesi fa. Una sera ero a casa mia e lo stavo aspettando come sempre. Lui è arrivato e mi ha chiamata fuori casa. Era in macchina e piangeva disperatamente. Aveva sniffato eroina e non voleva mentirmi. Era la prima volta dopo due anni circa. Ero disperata ma di più ancora lo era lui, con un bisogno di me, di una persona vicina. Gli sono andata incontro più di quanto le mie possibilità me lo permettessero. Non aveva bisogno di essere aggredito, ma il contrario. Ci sono rimasta molto male, Padre, ma questo lui non lo seppe. Lo aiutai a capire il perché di quel suo gesto che purtroppo fu seguito da altri.

Poi c'è stato il problema con il figlio che lui voleva vedere ma che lei gli impediva di vedere con mille scuse.

Eppure Franco non accennava a smettere. Una volta gli ho detto «Vengo con te a Torino». Mi ha portato in una delle zone più squallide della città, mi ha lasciata lì per più di un'ora da sola mentre lui andava a comprarsi l'eroina da sniffare. Mi dissi allora che non potevo accettare quello che stava succedendo. Quando ritornò ero così sfinita nel mio morale che non mi fece neppure effetto quando poco distante mi chiese di fermarmi per poter compiere quel rito che gli dava chissà che. Dopo, in uno stato confusionale, mi parlò a lungo, mi promise la luna. Rimasi con lui fino alle tre del mattino a cercare di consolarlo e rincuorarlo e per dirgli che credevo ancora in lui. Tentò di allontanarmi da lui più di una volta ma non per sua scelta, perché non voleva coinvolgermi in questa sua strana maniera di vivere.

Quando finalmente è riuscito ad avere il bambino con sé, per più di una settimana, ha ritrovato la normalità. In quella settimana, ci siamo dimenticati di tutto e abbiamo passato un periodo molto sereno. Da tempo non lo vedevo più così. Troppo in fretta è tornato però alle vecchie abitudini perché appena il bambino se ne andò, lui il giorno dopo ripeté la stessa storia. Negò di averlo fatto, ma io insistetti e alla fine confessò. Ci mancava poco che non mi convinceva. Era arrivato al punto di volere tutte e due le cose. Io e la droga. Allora sono andata via. Era il 28 aprile. Un giorno, mi sentivo impazzire, sono uscita in macchina e l'ho incrociato. Anche lui era in macchina. Mi ha vista ma non si è fermato. Non lo vidi più fino al giorno in cui andai a casa sua per un voluto malinteso. Lo trovai che dormiva, si svegliò, mi abbracciò forte e mi raccontò cosa era successo la sera prima. Aveva racimolato i soldi ed era andato a comprarsi un «buco». In quel momento, solo in quel momento, ho sentito il mondo che mi crollava addosso. Capii che era finita davvero. La stima, il rispetto, la fiducia, tutto si era bruciato. Restava l'amore che ho per lui, Padre, ma secondo me non basta per superare certi ostacoli. Rimasi paralizzata, stupita. Ho cercato di capire se fosse colpa mia. Lui dice che mi vorrebbe dare tante cose, che poi alla fine sono cose materiali, regali. Io gli ho detto che da lui non mi aspetto niente, non voglio niente, finché non sarà il momento giusto, che voglio solo la sua salute e la sua persona sana come tutte le altre. Ma lo deve volere lui. È confuso, dice di averlo fatto con il proposito di morire per overdose, ma non aveva soldi abbastanza così è rimasto confuso per un po' poi è tornato a casa. Mi ha tolto con un solo gesto tutto quello che mi aveva dato e ora mi ritrovo qui senza sapere dove si trova. Sento che ci stiamo distruggendo.

Padre Carmelo, lo aiuti lei a ritrovare se stesso, non mi importa se non sarà più con me, ma l'importante è per me saperlo pulito, sano. Mi aiuti a sperare ancora in lui, a capire se veramente è finita oppure no. Gli sia vicino in qualche modo. Io la sto aspettando. Grazie,

Stella

Torino, 8 luglio 1987

Padre Carmelo, sono felice e con queste poche righe lei avrà capito che tutto va bene. Certo per adesso sono molto diffidente e ci vado non solo con i piedi di piombo ma di ferro. Inoltre sono felice di aver trovato un appoggio in lei senza del quale mi sarei sentita veramente a pezzi. La ringrazio infinitamente e non vedo l'ora di poterla conoscere personalmente. Franco mi ha detto che mi vuole sposare nella chiesa dove c'è il «nostro» (se mi permette) Padre Carmelo. Ma non so se riusciremo, le faremo senza dubbio sapere qualche cosa di più preciso. Penso comunque che ci sposeremo presto, prima ancora di quanto pensiamo tutti, e vorremmo di cuore che fosse lei a sposarci. Franco me lo ha sempre detto. Io sto trascorrendo al fianco di Franco dei giorni magnifici, tranquilli, ma non posso dire ancora spensierati. Credo che ci vorrà ancora del tempo. Ogni tanto mi prendono delle paure e mi chiedo se un giorno riuscirò a dimenticare. Lui ha riavuto la mia fiducia, gli ho fatto ricredere che per me quello che lui ha fatto era dimenticato. Ma non è ancora vero anche se questo lui non lo deve sapere.

A Franco ho sempre detto che da lui esigevo tanto, forse il massimo di se stesso, perché sono convinta che ne valga la pena, perché da lui esce qualcosa di buono solo se lui lo vuole. Se non avessi avuto questa convinzione, la prima volta che ha confessato di aver sniffato l'avrei lasciato, non tanto per non fare del male a me ma per lui. Nella mia vita quello che sono riuscita ad avere l'ho avuto con le mie forze, stringendo i denti, perché ci sarebbe stato sempre qualcuno pronto ad approfittarne e io non permetterei a nessuno, nemmeno a lui, di togliermi quello che ho dovuto aspettare venticinque anni per avere.

Io sono una ragazza sana e pulita e vorrei avere al mio fianco un ragazzo sano e pulito se no preferisco non averlo. Anche lui fa parte del mio tesoro e lo sa.

Mi ha detto di non trovarsi a suo agio con la famiglia. Quello che lui è stato, quello che ha fatto, i suoi non riescono a cancellarlo. Non glielo fanno pesare, ma del resto sono da capire anche loro. Sono persone d'oro alle quali io porto molta stima e rispetto. Franco ha vissuto a Londra con un ritmo di vita che ogni singola persona si crea, e qui da noi era inevitabile chè Franco non riuscisse a trovare quella sintonia che credo non abbia mai avuto il tempo di conoscere. Ha bruciato sul tempo tutto quello che ogni ragazzo della nostra età deve assaporare al momento giusto, e a lui non è rimasto molto.

A metà del prossimo settembre Franco e la sua famiglia inaugurano un locale che stanno ora costruendo. La vecchia fattoria sta per essere (e lo è quasi) trasformata in pizzeria-ristorante. Franco lavorerà là, con la sua famiglia. Siamo tutti entusiasti, e Franco non ne vede l'ora per poter dimostrare ai suoi e a se stesso di essere un ragazzo in gamba.

Padre Carmelo, io credo che sia giunto il momento di salutarla e le chiedo scusa se le ho fatto un po' di confusione. Mi risponda presto e grazie per il coraggio che mi dà pur essendo così lontano, ma tanto vicino a me e Franco.

Stella

Torino, 10 luglio 1988

Carissimo padre Carmelo, ho aspettato tanto prima di scriverle, ma ora non ce la faccio più e sento questo gran bisogno che da tempo maturava in me di rivolgermi a lei. Non ne posso più, ho una grande pena dentro di me e credo che l'unica persona alla quale io possa rivolgermi in questo brutto momento sia proprio lei.

È successo di tutto in questo tempo che non le ho più scritto: ho perso Franco e la battaglia che mi ero riproposta più volte di vincere. Abbiamo continuato zoppicando la nostra storia, l'ho ripreso tra le mie braccia con tutto l'amore che avevo da offrirgli, l'ho difeso schierandomi da sola contro la sua famiglia, ho fatto di tutto, Padre, e ora mi ha lasciata sola e se n'è andato.

È ritornato a Londra, tra la grande folla, dove nessuno sa chi sei, da dove vieni, e cosa ti porti dentro. Nessuno è interessato a sapere il tuo passato e nessuno fa domande. È scappato, come succedeva cinque anni fa, i pasticci che ci ha creato negli ultimi giorni che è rimasto a casa solo lui li sa, io solo li posso immaginare. I suoi familiari gli hanno chiesto di andarsene. Ora non hanno tempo per seguire i suoi bisogni vitali in un periodo così importante della sua vita, sono troppo impegnati nel ristorante che hanno aperto.

Io mi ero a modo mio impegnata a farlo cambiare, a farlo ragionare, allontanandomi volutamente da lui, per far sì che capisse che se ero importante per lui come diceva, me lo avrebbe dovuto dimostrare. Un giorno gli dissi: «Franco intorno a te ci sono tante persone che ti vogliono bene; stanno tutti aspettando che tu dimostri loro quanto vali; fai vedere a questa gente che anche tu sei qualcuno, tra questi ci sono anch'io».

Credo che sia stato in quest'ultimo periodo, quando anch'io gli ho negato forse l'ultima possibilità facendogli mancare il mio appoggio, che è degenerato. Mi sento in colpa per questo. Ma ero stanca di vederlo rovinarsi con le sue mani, stanca di passare ore ad aspettarlo pur sapendo dove fosse e cosa facesse. Mi ha fatto tanto male questa storia che a un certo punto l'ho sfidato. Ero orgogliosa di lui e quando incontravo tossicomani in giro per la città che lo conoscono li sfidavo con lo sguardo, facendo capire loro che lui era diverso. Ho peccato di superbia in questo tante volte. Poi ritornavo a incontrarli ed erano loro che mi parlavano con gli occhi e mi dicevano «lui è uguale a tutti noi». Mi sono allontanata da lui ma lo stavo aspettando a braccia aperte per dargli tutto l'amore che ho. È davvero tanto. Adesso che sono sola a soffrire per tutto questo, non so più dove sbattere la testa. È passato a salutarmi venerdì 1° luglio e gli ho ancora chiesto di restare, mi ha detto di no e facendo finta di nulla se n'è andato. L'ho sentito due giorni dopo al telefono, piangeva, voleva tornare a casa ma i suoi non lo vogliono più. Dicono che sia meglio per lui se rimane dov'è. Lui sono certa che mi ama, forse ancora più di quanto io ami lui, ma se n'è andato e mi ha lasciata qua sola. Guardo la sua famiglia che continua a vivere come se nulla fosse mai accaduto e non so cosa poter fare.

Dovevamo sposarci, avevamo affittato un alloggetto, ora non c'è più. Sono molto triste, soffro tantissimo e come oggi che mi sento molto sola continuo a rileggere i suoi biglietti in cui mi diceva che perdere me non poteva permetterselo. Come ho amato lui non ho mai amato nessuno e ora non mi resta più neppure la voglia di sorridere. È estate, c'è il sole, ma nel mio cuore no. Mi sento svuotata come non mi sono sentita mai.

Mi aiuti, Padre, a sapere come sta. Non l'ho più sentito, non ho indirizzo né recapito telefonico, credo che sia andato a vivere a casa di una anziana signora dove stava prima di ritornare qua. Lo aiuti se può. Franco non saprà mai incamminarsi sulla strada giusta da solo e non vedo persona più adatta di lei in questo. Lei ha sempre avuto una grande influenza su di lui. Cosa posso fare? Chiedo sempre al Signore che lo aiuti a diventare quel ragazzo sano e pulito che tutti vorremmo che lui fosse. Ha bisogno di lei, Padre. Lo aiuti.

Stella

Cranstoun, Surrey,[3] *25 febbraio 1989*

Caro padre Carmelo, oggi è una giornata piovosa e un pizzico di malinconia mista a tristezza mi ha assalito. Mi sono scappate alcune lacrime; avrei voluto evitarlo, ma non ho potuto farne a meno. L'ultima volta che ci siamo visti è stato a City Road[4] e devo dire che la tua visita mi ha fatto piacere. Mi hai trasmesso calore e quando te ne sei andato ho pregato Dio che le parole che ci siamo detti si avverassero. Oggi è sabato e il week-end c'è poco da fare. Sono solo e la musica è la mia unica compagnia. Ho messo un disco di David Bowie perché mi collega e mi fa venire in mente Stella, quando il problema droga non mi aveva ancora intaccato. Sai, avevo fatto di tutto per conquistarla, poi l'ho spuntata anche perché fra me e lei c'era un sentimento ancora da quando eravamo ragazzini. L'amore scoppiò all'improvviso, come nei romanzi. Abbiamo passato alcuni mesi stupendi, purtroppo troppo pochi, comunque intensi. Il suo amore mi riempiva di gioia, mi faceva sentire un uomo sicuro e soddisfatto. Quando mi ricoverarono all'ospedale per l'operazione, Stella mi dimostrò tutto il suo amore, come potevo dirle «Stella le flebo che mi fanno e tutti gli aghi che mi ficcano nelle vene mi mandano fuori di testa»?

---

[3] Comunità terapeutica per tossicodipendenti.
[4] Centro di disintossicazione di Londra.

Avevo giurato a me stesso che nessun ago avrebbe più bucato le mie vene. Ma la realtà era lì, e come se non bastasse un giorno mi iniettano morfina per calmare il dolore. Stella si dava da fare per asciugare i miei sudori; ad un certo punto scoppiai a piangere e Stella pensò che fosse la tensione nervosa che si scaricava. Avrei voluto dirle che non era quello il motivo, ma tacqui, anche perché la stanchezza prese il sopravvento.

Poi venne la convalescenza. I miei genitori mi misero a fare lavoretti leggeri anche perché la cascina si stava trasformando in ristorante. I giorni passavano e pensavo che il ricordo dell'ospedale si allontanava del tutto, invece non fu così. Ci tenevo tanto al ristorante tanto che dai lavoretti leggeri passai ai lavori pesanti anche se i dottori avevano detto che dovevo stare a riposo. Stella si arrabbiava e quando lo faceva il mio cuore batteva più forte perché sentivo che mi amava un casino.

Ma ho tirato troppo la corda. Ci sono stati dissapori con i miei e da lì ad arrivare a toccare di nuovo l'eroina non ci è voluto molto.

Dopo due giorni glielo dissi a Stella che mi ero bucato. Mi aspettavo di tutto meno che mi stringesse nelle braccia e mi sussurrasse «Franco, non ti preoccupare, una sbandata può capitare». La guardai fissa negli occhi. Scoppiammo a ridere e io facevo finta di guidare una macchina e feci il gesto come per rimetterla sulla giusta carreggiata. Magari fosse stato così facile! Comunque riuscii a controllare la situazione. L'ultima cosa che avrei voluto diventare era ritornare ad essere un tossicomane.

Purtroppo, ogni volta che mi facevano incazzare, mi bucavo per sfogare la mia rabbia, finché un giorno mi trovai infognato senza rendermene conto. Stella si faceva in quattro per aiutarmi. Ma era troppo tardi. Per risolvere tutto avrei dovuto allontanarmi dai miei genitori. C'eravamo riusciti, avevamo trovato un alloggio ed ero sicuro che sarebbe stata la mossa giusta. Avevo fatto sforzi sovrumani per non bucarmi. Stella si allontanò un po' da me per vedere se riuscivo a farcela da solo. La vita cominciava ad avere un equilibrio, avevo fiducia in me e in Stella, e anche se lei non era presente sentivo che era con me.

Un lunedì mattina verso le otto mio fratello mi sveglia e mi dice «Vieni un po' a vedere al ristorante cosa è successo». Quando entrai nel ristorante, se mi avessero dato una pugnalata mi avrebbero fatto meno male. Era tutto nero e pieno di fumo. Qualcuno aveva cercato di appiccare il fuoco non so ancora per quale motivo. Ci stetti male un casino. Telefonai a Stella perché lei era l'unico mio supporto. Dopo il lavoro, volò a casa mia. Dispiacque pure a lei. La guardai fissa negli occhi e lessi un ti amo grosso come una casa. Purtroppo negli occhi della mia famiglia vedevo una luce strana. Si fece il silenzio intorno a me. Non capivo il perché, poi d'un tratto capii tutto. Pensavano che fossi stato io. Credevano che l'incendio avesse qualche relazione con la droga. Loro non sanno che l'eroina me la procuravo a Torino e sempre dallo stesso fornitore che non sapeva nemmeno il mio nome. Tutte le volte che andavo a Torino ero solo. Loro pensavano che io frequentassi i tossicomani di qui mentre l'unica cosa che facevo era scambiare un ciao se li incontravo. Comunque, per me era troppo, nella mia mente spuntò l'idea di lasciare l'Italia, ma la cosa che più mi scocciò fu che furono loro a chiedermi di andare via. Vidi ancora Stella, facemmo l'amore, cercai di essere il più dolce possibile. Sapevo che sarebbe stata l'ultima volta e cercai il meglio di me stesso. Lasciai l'Italia con tanto amaro in corpo.

Stella mi chiese di non andarmene. Ma come avrei potuto? Arrivai a Londra e la situazione precipitò. Cercai di combattere l'eroina, ma come facevo sapendo di aver lasciato l' Amore in Italia? Sapevo che lei soffriva più di me e l'unica medicina per me era l'eroina. Non ce la facevo, non vedevo il futuro, la disperazione era sempre con me, per quello non mi sono fatto vedere da te. Il resto è storia.

Tu hai seguito i miei passi da City Road a Cranstoun. Sto lavorando con tutta la grinta in questa comunità. Non è un lavoro fisico ma mentale. Ieri mi hanno fatto un'osservazione. Mi hanno detto di non correre troppo. La mia intenzione è di bruciare tutte le tappe per guarire al più presto, però mi hanno detto che è sbagliato. Devo pensare più sovente al perché sono qui. Stavo facendo gli stessi sbagli di quando sono stato 21 mesi senza toccare la droga. Devo risolvere i miei problemi, e non cercare di dimenticarli perché dimenticare è impossibile, specie se la droga ti ha portato via otto anni della tua vita.

Ti voglio tanto bene Carmelo, e averti scritto questa lettera mi fa sentire un po' più su di morale. Come posso fare con Stella? L'amo più della mia vita. È stata l'unica donna che ho amato veramente. Sono sempre stato fedele a lei, anche qui a 2000 km di distanza. Le ho scritto parecchie volte però non ho ricevuto ancora risposta. Mi sto preparando psicologicamente a tutte le eventualità e anche se ricevessi brutte notizie da parte sua, saprei come cavarmela, senza cercare di annegare il dolore nell'eroina. Soffrirei molto e l'unica cosa che non mi farebbe portare rancore nei suoi confronti è sapere che lei ha sofferto come me, se non di più. God bless you,

Franco

Cranstoun, 23 aprile 1989

Caro Carmelo, qui mi trovo a mio agio e sto prendendo confidenza con me stesso e con gli altri. Il mio grande problema è di non essere stato capace di dire cosa esattamente provavo e pensavo per gli altri. Sto cambiando, fratello, è spuntata la grinta che mi mancava. Incomincio solo ora a capire cosa vuol dire «la vita». Qui è duro, ma il principio mio era di cambiare in me le cose che non andavano e qui è il posto giusto per farlo.

Con i miei genitori sto riscoprendo una nuova relazione, basata soprattutto sull'onestà. Mai prima d'ora avevo lasciato loro vedere i miei sentimenti, ma ora è diverso. Sono una fontana di felicità, tristezza ed emozioni e tutti possono bere da questa fontana. Non ho più paura di me stesso, incomincio a credere in me e in quello che potrò fare in futuro.

Sai, mi manca tanto Stella, le voglio un bene dell'anima, ma mi sto convincendo poco alla volta che tutto è finito. Sono in contatto con lei, ho ricevuto due telefonate e ti dico che ero al settimo cielo. Purtroppo il passato non si può cancellare e io le ho fatto troppo male per essere scusato con attenuanti.

Franco

Cranstoun, 26 marzo 1989

Carissimo, molte volte resto titubante davanti all'inizio di una lettera specialmente se è indirizzata a te. Il più delle volte chiudo gli occhi e lascio la mia mente libera di correre dove più le pare e pensieri e piccoli particolari mi fanno capire che sono alla ricerca disperata di capire dove e quando ho sbagliato. Sarebbe troppo facile giudicarmi una vittima di pure coincidenze, dettate dal destino, a me crudele.

Accusare altre persone per sentirmi meno responsabile è la via più breve per ricadere in quel mondo dove non esiste dolore. Sentimenti, passioni, onestà e amore vengono repressi per lasciare spazio a una falsa realtà in polvere o in pietre. Conoscere te stesso è fondamentale per poter gioire alla vita che Dio ci ha generosamente offerto. Mai prima d'ora avevo teso le orecchie per ascoltare, non ho mai avuto tempo o meglio non ho mai voluto ascoltare per una semplice ragione di menefreghismo. Sentirsi colpevoli per azioni e fatti successi in passato aiuta a dare un equilibrio alla vita. Io ho vissuto una vita caotica, una corsa contro il tempo e pensieri, angosce, sogni e amore si accavallavano continuamente e rendevano me stesso preda di tentazioni, alternative alla vita che io a quel tempo non capivo.

Oggi è un giorno uguale a tanti altri. Raggi di sole filtrano attraverso le finestre e mi trasmettono un tepore indescrivibile. Il mio sguardo rincorre non so che cosa. Gli alberi sono ancora spogli nonostante la primavera sia già arrivata. Presto i germogli fioriranno ridando colori e vita alle piante, un segno di vita che la natura ci regala. Anch'io, dopo un lungo inverno, sto per ritornare alla vita.

Ti voglio bene,

Franco

Torino, 6 aprile 1989

Carissimo Padre Carmelo, ho dimenticato il passato e guardo avanti verso il futuro che spero sia senza troppe pretese e più roseo. In fondo io sono una che si accontenta ma d'ora in poi ciò che mi è dovuto nel limite del possibile certo non lo avanzerò. Sono felice di essere qui a scriverle, mi è sempre piaciuto e mi fa stare bene.

Franco: cosa ne penso? Oramai è una pagina del mio libro che ho voltato il 1 luglio 1988, quando se ne è andato. Avrei fatto ancora tanto per lui, ne ero pronta, ma il tempo passa; io non sono capace di portare rancore anche se non mi ha fatto del bene e comunque sia, basta. Lo penso con infinita dolcezza, lo ricordo e lo voglio ricordare nei momenti belli, ma non mi manca. Bugia, a volte sì. Io non gli sarei di aiuto più di quanto avrei potuto esserlo allora. Ho pregato tante volte che andasse a finire in una comunità, pur essendo delusa e timorosa che per certi problemi a volte non servono. Sarei felicissima, fosse la volta buona, ma eccomi ancora qua, quante volte ci ha provato come si può credere in lui. Gli sono vicina e lui lo sa anche se ormai mi ha persa, lo sarò per cosa può aver bisogno di me e contare su di me. Ma non mi farò coinvolgere troppo personalmente e lei sa di cosa sto parlando. È bello che lei mi dica «ti auguro ogni bene e tutto ciò che il mio cuore desidera». C'è tanto amore nel mio cuore e buona volontà; spero di non sciuparli mai. Un abbraccio forte,

Stella

Londra, 20 maggio 1990

Carissimo Carmelo, sono passati alcuni mesi dall'ultima volta che ti ho scritto, vorrei che tu non pensassi che ti abbia dimenticato; come potrei?

Come ben saprai, ora mi trovo a Londra, nella fase di rientro. A dirti il vero, la sto trovando abbastanza dura, però ce la sto mettendo tutta. Tutto sembra cambiato: la droga è un ricordo lontano, un ricordo che fa male al cuore a pensarci.

Lo stile di vita che conducevo ha coinvolto tante persone innocenti, che hanno sofferto nel vedermi distruggere dall'eroina, ma io ho sofferto in maniera diversa da loro. Sì, come dicevo, tante cose sono cambiate, ma la cosa più importante è che io ho cambiato tante cose in me. Ho ricevuto una forza interna, un qualcosa che non riesco a descrivere e questo mi fa pensare che Dio non è descrivibile. La fede era una parola insignificante per me sino a qualche tempo fa, ma ora è diverso!

Ho trovato una pace interiore, una ricchezza che non tutti possono avere! C'è tanta luce, cammino per strada sorridendo e ringrazio Dio di avercela fatta.

Prega per me, Carmelo. Perché nella mia vita sia sempre fatta la volontà di Dio e non la mia!

Un abbraccio affettuoso,

Franco

MASSIMO DI IMPERIA

Quando incontrai Massimo per la prima volta, ricordo che mi apparve giovanissimo; ed era giovanissimo: aveva 19 anni. Era detenuto in un carcere minorile insieme con la sua ragazza. Mi colpì la sua giovinezza, era quasi un bambino. Era molto legato alla ragazza.
Trovavo molto piacevole parlare con lui: un tipo molto aperto, col viso sempre contento e radioso, molto allegro di carattere. Aveva preso il carcere molto male.
Mi ha sempre colpito l'interesse dei suoi familiari, specialmente di sua madre. Mi telefonava spesso per chiedermi sue notizie.
Con lui parlavamo sempre di come potesse cambiare la sua vita, e lui ascoltava con molta attenzione. Questo emerge dalle lettere che spesso sono il riflesso delle discussioni che si facevano in carcere. Era un ragazzo molto intelligente e profondo.
Sono andato a trovarlo a Imperia, dopo il suo rientro in Italia. Siamo andati a fare una passeggiata lungo il mare. Era trasformato, stava bene. Ma poi è ricaduto di nuovo nella droga. Alla fine, però, ce l'ha fatta. E ora sta bene e ha ricostruito la sua vita.

Dal carcere di Ashford, 3 ottobre 1985

Caro Carmelo, non ci metto il «don» perché non ha importanza.

Sono felice di averti visto anche solo per poco. Forse tu non immagini quanto avrei voluto dimostrartelo personalmente, con più calore, ma il poco tempo, e soprattutto io che in questi ultimi tempi mi sento molto stanco di questa situazione, non mi ha dato lo spazio necessario per esprimere le mie reali sensazioni: GIOIA nel vederti e soprattutto, sapendo che fino a poco fa non ci eravamo mai visti tanto meno conosciuti e, nonostante questo, tu sei riuscito (e hai voluto) ad aiutarmi non soltanto materialmente, ma soprattutto spiritualmente, facendomi ricredere e pensare che in fondo, al di fuori di qua e della mia esistenza, c'è ancora qualcuno che mi vuole bene e che mi assiste al di fuori di familiari e veri amici. In poche parole: è bellissimo, stupendo, in situazioni come questa, dove tutti e tutto sono denominatori di LONTANANZA, scoprire persone, o meglio una persona come te, la quale si prende l'incarico a vita, o quasi, di fare del bene a persone che secondo il parere di troppi non se lo meriterebbero.

La tua importanza per me mi fa pensare e riflettere. Sai perché? Difficilmente elogio a questi livelli le persone e particolarmente non ho mai parlato o scritto così di un religioso, forse sarà perché ho sempre visto i preti tradizionali e i vari parroci come persone molto lontane e poco impegnate all'interno dei problemi gravi come può essere questo (per quanto riguarda la mia zona).

Adesso ti racconterò qualche mia storia per farti conoscere meglio MASSIMO.

Sono nato 19 anni fa in un settembre (il 14), mi dicono, particolarmente caldo. Imperia è ancora invasa dai turisti che la molleranno solamente a metà ottobre. I miei genitori sono quindi molto indaffarati nel loro ristorante (mio padre lavorava anche in prefettura, uno statale qualsiasi). A 4 anni vado all'asilo dalle suore. Il secondo giorno d'asilo una suora mi vede mentre per sbaglio uso un sapone di un altro e mi molla uno schiaffo storico (tre giorni dopo avevo ancora il segno della mano sulla guancetta rossa). Mia mamma decide di tenermi a casa sacrificandosi maggiormente dato il suo lavoro. Intanto io cresco e vado a scuola di nuovo dalle suore, ma questa volta resisto 7 anni senza tanti sforzi. Tra l'altro le suore della Misericordia non mi sono antipatiche. Poi suor B. è la più regolare di tutte (se ti capita di vedere Renato Curcio, chiediglielo, sono sicuro che sarà del mio stesso parere).[1] Quindi, finita la quinta, lascio le elementari dei «terroristi» per iniziare le medie. Nel frattempo sono maturato un pochino e cominciano a piacermi le ragazze, ma preferisco il calcio. Mi iscrivo ad una società calcistica e fisicamente sono ben dotato. Gioco al calcio per ben 4 anni con risultati ottimi, anche a livello inter-regionale. I giornali iniziano ad occuparsi di me (giornali locali). Io non mi monto. Quella stagione batto due record: il primo di più goal segnati nel campionato: 36; e il secondo in una partita: 7.

I miei sono felici e fieri di me. Finisco le medie e mi iscrivo ad un corso di 5 anni per scuola alberghiera su navi passeggeri a Camogli (più di 200 km da casa). La mia famiglia accetta volentieri il mio trasferimento, mentre tra loro (papà e mamma) l'amore è finito e si parla di separazione. Si separano ed io, nonostante la situazione familiare, sono contento di andare in quella scuola. Se non ché iniziano i problemi con la mia società calcistica, la quale mi vuole a casa e disponibile per gli allenamenti e le partite in trasferta. Era un problema quando, per esempio, giocavamo a Ventimiglia (calcola la distanza). Mi propone quindi di tornare a casa e di iniziare una nuova scuola sempre alberghiera ad Arma di Taggia, a pochi chilometri da Sanremo. Io accetto e ritorno a casa. Qui ritrovo vecchi amici che durante la mia assenza avevano cominciato a fumare i primi spinelli. Io subito non li approvo e non li frequento, ma poi, attratto non so da che forza, mi unisco a loro ed è fatta.

---

[1] Renato Curcio, ex leader storico delle Brigate Rosse. Il riferimento qui è casuale, ma formulato per accennare alle scuole che, usando metodi violenti, rischiano di creare terroristi.

Ha inizio così la mia lunga caduta in quel circolo vizioso che si chiama droga. Perdo «volontariamente» i contatti con la mia squadra e mi rendo indisponibile alle loro numerose ed esasperate chiamate (Mia mamma, capita la situazione, si unisce a loro).

Smetto di andare a scuola, giustificandomi sempre prontamente e al di là della bugia. La mia mamma dopo un po' di tempo comincia ad abituarsi al fatto che io uso «droghe leggere», ma mi ripete sempre che ha il terrore che io inizi ad usare droghe più forti. Io le garantisco che non lo farò e le dimostro (a parole) che sono contrario per principio all'eroina.

Un anno dopo comincio a bucarmi. Quando mia madre lo scopre, io sono ad un livello che fa paura. Mi disintossico e la mia MAMMA mi sta vicino giorno e notte. Riprendo la mia vita normale (spinelli, birre, musica ecc.) e dopo poco tempo ci ricasco di nuovo (avevo solo 15 anni). Questa volta quando MAMMARINA se ne accorge, mi propone una scelta: o la roba, o me. Io senza esitazione scelgo di smettere nuovamente ed inizio un lavoro come pizzaiolo (ed ho quasi 18 anni che compirò più tardi a Londra — l'anno scorso).

Otto mesi in quella pizzeria senza mai toccare una siringa. Mia madre comincia a rifidarsi di me e mi lascia finalmente partire, destinazione Londra. I primi quattro mesi (i più belli) sono tutti tra lavoro, casa e concerti. Mi pagano poco, ma a me basta. Al ristorante dove lavoro mi vogliono bene ed io lavoro duro (13 ore al giorno). Ma un giorno arriva un ragazzo nuovo a lavorare lì (dicembre '84) ed è un tossico. Dopo un po' di tempo diventiamo amici e io gli racconto le mie storie e lui le sue. Così, dopo poco tempo, un pomeriggio arriva con della roba e mi chiede se voglio uno sniffo. Io accetto e penso: «Ma sì, per uno sniffo non succede di sicuro un casino». Eccomi qua, nove mesi dopo.

Tuo

Massimo

Dal carcere di Ashford, 10 novembre 1985

Caro Carmelo, come puoi vedere sono ancora qua. Non so come ringraziarti per tutto il bene che mi hai fatto (in tutti i modi). Sai, non è facile trovare persone come te in questo mondo di corrotti e pazzi. Non mi resta altro che pregare per te pensandoti intensamente e sperare che le preghiere facciano effetto in qualche modo e che aiutando te, possano anche aiutare me e la Patrizia. Dopo tutti questi mesi di prigionia, ho più fiducia in quel Signore che sta lassù e spero tanto che si ricordi che, dopo tutto, anch'io gli voglio bene, almeno quanto ne voglio a me stesso e a tutti voi della mia famiglia. Mi sento molto cambiato e questo è un buon segno. Sento di poter ricominciare a vivere normalmente, come ogni qualunque persona. Sento di poter affrontare un eventuale lavoro con tutta la volontà e onestà possibile. E tutto questo non soltanto per me stesso, principalmente per la mia Mamma e la famiglia. Ho fatto una promessa a me stesso e mi sento decisamente in forma per mantenerla: non voglio più far soffrire nessuno per causa mia. Mi sento abbastanza maturo per dirti che questa esperienza mi è bastata per capire che, nonostante le esagerazioni del mio caso giudiziario, quando ero in libertà, ovvero per le strade di Londra, non ero altro che un pericolo per me stesso e un potenziale pericolo per la gente comune. Mi è servita questa galera. Te lo dico sinceramente, non ci credevo subito, ma adesso te lo posso dire e anche forte. Ho tanta nostalgia di casa, non ho mai desiderato tanto come adesso di riabbracciare mia Madre, di rivedere la mia casa e tutta quella gente che un tempo ignoravo e che adesso darei non so cosa per rivedere e salutare. A volte mi sembra tutto così lontano, irraggiungibile, che piangerei. Mi consolo soltanto al pensiero che in fin dei conti sono un ometto (purtroppo) e gli ometti, devi sapere, non piangono per cose da poco.

Parlando d'altro: ho ricevuto il pacco e con esso una sorpresa del tutto sgradevole. In due parole: qualcuno (ovviamente qui a Londra) ha infilato una canna di pistola (Magnum 44) dentro il pacco con tutt'altra roba. Adesso non voglio arrabbiarmi con nessuno (per via della lettera), ma ti sembra possibile che mia Madre sia così pazza da agire in questo modo? E poi ancora penso più importante, nella mia famiglia nessuno maneggia né possiede armi (figurati una 44 Magnum), neanche il più delinquente dei miei conoscenti, traffica in armi di tal genere. È assurdo e ridicolo. Adesso la mia sola paura è che in tribunale tirino fuori anche questa storia. Capito che roba! Mi sto preoccupando già da adesso e sai di cosa? Che cosa devi fare per essere ONESTO? Cosa devi fare per farti credere ONESTO? Le risposte, bene o male, le conosco, ma sono i mali che mi intasano. Ci sarà sempre qualcuno che ti accuserà per qualcosa che non hai fatto e tutta la tua bravura (nel recitare, anche se non ne avresti bisogno) sarà valutata volta per volta. Con tutto questo voglio solamente dire che non vedo soluzioni (conoscendo abbastanza gli uomini) o vie di mezzo per quelle persone, gli ONESTI (lo uso per centrare meglio la cosa) ai quali non gliene importa niente di facciate moraliste e di ipocrisie varie. E poi anche in tema di criminali, ti rendi conto, abolire prigioni, giudici, difensori, screws[2] ecc. ecc. Sarebbe un vero e proprio collasso e tutti noi ONESTI cittadini ci sentiremmo catapultati nella violenza e anarchia e avremmo troppa paura di essere giudicati di reati molto peggiori di shop-lifting[3] o drogati.

---

[2] Termine dispregiativo usato dai carcerati per indicare gli agenti di custodia.

[3] Furti nei negozi.

Ti piace l'ironia? Scusami, ma sono in un periodo non propriamente felice e il mio cervello si sta prendendo delle lunghe vacanze.

Voglio comunque farti capire che ti voglio molto bene e che quando ti vedo mi sento quasi a casa. A proposito, se ti capita di parlare con mia Madre, dille di non preoccuparsi, mi sto facendo le ossa, ma soprattutto che l'AMO e solo il Dio Eterno sa quanto. Sono sicuro che la rivedrò presto e quel giorno sarà uno dei più felici della mia vita (veramente Carmelo, non sai quanto mi manchi la mia famiglia). E così finisco, mandandoti tanti sorrisi cordiali e quell'amore che solo pochi conoscono.

Tanto affetto da un tuo ammiratore. Con amore VERO, tuo

Massimo

P.S.: Prega sempre per me e io vi sentirò più vicini. Take it easy and look after yourselves.

Londra, dal carcere di..., gennaio 1986

Caro Carmelo, rieccomi qua e questa volta con delle buone notizie (finalmente): mi hanno dato 12 mesi e 28 giorni (quei 28 giorni sono per un furto che avevo fatto tempo prima). Così, soffrendo e ridendo, l'avventura è quasi finita ed io mi sento molto diverso, più forte, ma anche con un grosso vuoto in testa. Non penso che sia niente di grave, però mi fa pensare parecchio e specialmente al FUTURO. Una NUOVA vita deve iniziare anche per me perché mi sono accorto che anch'io ho il diritto di vivere (bene), di divertirmi, di non soffrire, ma anche il DOVERE di NON far soffrire. Ho 19 anni e tutto il tempo per incominciare almeno un'impostazione (voglio guadagnare un po' di soldi per rimettermi a nuovo) e poi la serenità, se deve venire, viene da sola. A proposito di serenità, devo dire che non vedo l'ora di rivedere i miei e dargli quella tregua che si meritano dopo tutto questo tempo. Pensa che bello: dopo quasi due anni che non mi vedono, se lo vedono arrivare tutto strano e con ancora l'odore di galera addosso. Stavo solo scherzando; so benissimo che per la mia mamma sarà una gioia IMMENSA e sono felice che presto gliela potrò dare, pregando di farla durare e di non farle mai più del male. Carmelo, sai, sono molto felice che tutto sia andato bene o per lo meno, meglio del previsto. Dopo 7 mesi dal mio arresto, ti posso dire tranquillamente che l'esperienza nella vita è tutto, e anche questi mesi (purtroppo) mi hanno insegnato molto (e anche l'inglese).

Era molto bello vederti arrivare ad Ashford, sempre sorridente e con qualche parola che veniva dal cuore di una persona come te che ogni giorno ha una persona nuova da vedere, conoscere, consolare. GRAZIE Carmelo per tutto il tuo aiuto economico (del quale quando esco ne riparliamo, per le sigarette, per i giornali, per le riviste, per la Bibbia, per avermi mandato quella dolcissima signora Maria,[4] che, quando l'ho vista il primo momento e da lontano, pensavo avessero sbagliato con un altro. Veramente GRAZIE per tutto il bene che mi hai fatto parlando e scrivendo a mia madre, la quale in quei giorni doveva stare proprio male.

Tu sei stato per me come un fratello che (purtroppo) ha tanti fratelli da vedere e confortare e che non può stare sempre con me. Comunque adesso è QUASI finita (due-tre mesi da fare) e in primavera 1986 ritornerò a casa con un ricordo non proprio piacevole ma molto importante a livello di esperienza di vita e di umanità.

Padre Carmelo hai contribuito attivamente a tutto questo, ma è meglio che la smetta di farti complimenti altrimenti rischio di passare per fariseo e ciarlatano.

---

[4] È una volontaria del gruppo organizzato da padre Carmelo per far visita ai detenuti italiani di Londra e dintorni.

Adesso ti saluto e aspetto tue notizie. Any way ti riscrivo presto. Ciao,

Massimo

P.S.: Se la mia mamma ti chiede notizie, dille com'è andata e tranquillizzala. Comunque le scrivo poi io in settimana, se ce la faccio, intendo, se mi danno una air-mail letter. Dille anche di non dirlo a nessuno — NESSUNO! Voglio fare una sorpresa.

Baci dal tuo migliore amico.

Imperia, 24 maggio 1986

Carissimo Padre, è un sabato sera sul tardi, sono stanchissima, ma sento il bisogno di scriverle perché finalmente mi sento veramente felice. Ho appena visto Massimo uscire, vestito bene, ben curato, ben pasciuto e soprattutto ridente e felice con i suoi amici ritrovati, ma specialmente euforico perché ha appuntamento con la ragazza con cui esce da alcuni giorni, una splendida figliola, giovane e di ottima famiglia. Le posso assicurare che era molto, ma molto tempo che non provavo tanta serenità. Glielo dico sinceramente, avevo un po' di paura di come avrei trovato Massimo, dopo le terribili esperienze da lui vissute. Temevo che fosse amareggiato, indurito, che non riuscisse a reinserirsi, e invece tutti, ma proprio tutti, lo hanno accolto con molta gioia di rivederlo. Le persone lo fermano per strada per salutarlo e tutti in negozio mi dicono quanto è bello e quanto è educato. Non potevo veramente sperare in qualche cosa di meglio e di tutto questo sono certa che molto del merito è suo, per averlo assistito con tanto amore e sollecitudine, per averlo fatto sentire un essere umano, anche quando si credeva un paria. Perciò non finirò mai di ringraziarla e di augurarle una vita lunga e felice, perché di persone come lei ce ne sono poche e spero che il Signore la ricompensi, se non in questa vita, che so che per lei è dura, almeno nella prossima; sono certa che lei sarà in prima fila in Paradiso. Con questo chiudo e la esimo da ogni risposta scritta, avendo modo di parlare di persona presto. L'aspettiamo! Con tanto affetto,

Rina

Imperia, 14 novembre 1986

Carissimo Carmelo, ieri Massimo ha ricevuto tue notizie e io mi trovo, come al solito, a credere nella telepatia che c'è tra me e le persone che mi sono più care. Infatti era da parecchi giorni che parlavo con Massimo di te, chiedendogli cosa aspettava a scriverti. In parte è giustificato dal fatto che in questi mesi è stato molto impegnato con il lavoro. Devi sapere che si è dato parecchio da fare, accettando lavori di ogni tipo, tutti molto faticosi, ma per lui è importante essere impegnato e guadagnare un po' di soldi, perché sono già parecchi mesi che vive con una ragazza, a cui momentaneamente vuole molto bene. Spero che la cosa continui dato che l'amore è corrisposto e la ragazza non è mai stata coinvolta in storie di droga. Come vedi, le cose vanno abbastanza bene, non posso dire benissimo perché sai bene che Massimo, non avendo fatto studi specifici, non ha molte possibilità di trovare un lavoro veramente qualificante. Però l'importante attualmente è che è libero da quel terribile giogo che lo abbrutiva e gli impediva di vivere qualsiasi tipo di vita. Devo dire che se tutto questo è successo, molto del merito è tuo e per questo non finirò mai di esserti riconoscente. Vedo con piacere dagli scritti sui giornali che alleghi che anche gli altri ora riconoscono e apprezzano nel giusto modo la tua opera. Ti prego, continua, i nostri ragazzi così deboli hanno bisogno di una creatura come te! Per molti, ne sono certa, sei l'unica ancora di salvezza. Non voglio commentare il nuovo arresto di Patrizia, anche se prevedibile, penso alla disperazione della famiglia, io non ho più telefonato loro, proprio per paura di farli soffrire ancora di più, in queste circostanze non ci sono parole per consolarli. Abbiamo sperato per tutto il mese di settembre che tu, come avevi promesso, passassi alcuni giorni di meritata vacanza qui a Imperia. Non sei venuto e immagino il perché con i tuoi molteplici impegni, le tue scarse vacanze le passi con i più bisognosi della tua presenza e spero anche che ti sia riservato alcuni giorni da passare con i tuoi familiari, finalmente in serenità. Resta comunque sempre valido l'invito, anzi fattene appunto nella tua agenda. Appena ti è possibile vorremmo vederti e possibilmente non fra un treno e l'altro. Sarebbe bello passare qualche giorno in compagnia ed anche a Massimo so che farebbe molto piacere. A questo proposito vorrei dirti di non prendertela troppo se lui non ti scrive regolarmente, perché la causa è sì l'impegno di lavoro, ma è anche il fatto che per lui quel periodo passato in prigione è un ricordo molto doloroso. Me ne accorgo quando capita di parlarne: lui cerca di cambiare discorso, di dimenticare, non vuole dimenticare te naturalmente, ma quello che rappresentava quel nero periodo.

Ora termino questa mia sconclusionata lettera inviandoti la prova del nostro affetto, anche se non riceverai molti scritti. Ti assicuro che sei sempre nei nostri pensieri. Spesso parlando diciamo anche che sei un po' matto, ma a questo punto «W i matti come te»! Ce ne vorrebbero molti.

Ti abbraccio caramente e ti porgo i saluti di tutti noi (Massimo non sa che ti scrivo).

A prestissimo e Dio ti benedica.

Rina

Imperia, 15 novembre 1989

Carissimo Carmelo, quasi mi vergogno a scriverti dopo tanto silenzio, mentre tu che sei sicuramente più occupato di me trovi sempre il tempo per pensare a tutti. Per essere sincera, c'è un motivo per cui non ti avevo più scritto ed è quello che Massimo, nonostante tutte le belle promesse e le brutte esperienze londinesi, è stato ben poco fuori dal giro della droga. Infatti sono tre anni che il calvario è ricominciato con tutto il suo retaggio di disperazione e speranza alternate. Ha persino ripercorso la via del carcere, questa volta qui ad Imperia, con tanto di articolo sul giornale, l'arresto in casa nostra, perquisizione, il ritrovamento della roba anche se in minima quantità, il processo, la condanna a 18 mesi con la condizionale, in tutto si è fatto 45 giorni. Puoi immaginare il mio stato d'animo. Tu le vedi le madri disperate e perciò sai, ma io ora sono arrivata al punto di rottura, un po' per la stanchezza fisica e un po' per quella psichica. Il mio cuore ha bisogno di revisione chirurgica. Tra dieci giorni mi opereranno. Vedo che ho poco spazio e voglio congratularmi con te. Ti rinnovo l'invito, se potrai o vorrai venire a trovarci ne saremmo veramente felici. Di' una preghiera per me. Io ringrazio sempre Dio perché tu e gente come te esistete.

Ti abbraccio con tanto affetto.

Rina

14 novembre 1989

Caro Carmelo, ti scrivo dall'ospedale di Imperia. Immaginerai i motivi. Questa volta ho deciso di chiudere con la roba completamente e quindi una volta pulito del tutto farò quella terapia d'Antaxone che tu forse già conosci, dopo (forse) andrò in comunità e quel che succederà si vedrà (belle rime!). Sono veramente felice che hai intenzione di inserire la mia storia nel tuo libro. Te ne sarei grato. Vorrei che inserissi anche il prosieguo, ovvero: se non vuoi realmente darci un taglio, è meglio non sprecare troppe parole e continuare ad uccidersi psico-fisicamente ogni giorno. Ti bacio tanto e continua così. Sei davvero forte. Tuo

Massimo

P.S.: I miei stanno bene, a parte la mamma che dovrà sostenere un delicato intervento al cuore (che il Buon Dio ce la mandi buona). Ti salutiamo tutti con affetto e scusa le poche righe ma stanno per spegnere le luci.

Ciao, a risentirci.

Dall'Italia, marzo 1994

Caro «papà» Carmelo, non ti nascondo che leggendo quelle parole che ti scrivevo in momenti particolarmente intensi della mia esperienza di ometto detenuto ho provato una forte emozione e un senso di «vittoria». Ora sono io, Massimo, che ama, ride, piange, scherza e non soffre più per i vecchi motivi. Sono MASSIMO che tu hai conosciuto mentre stava diventando uomo... adesso vorrei davvero tanto parlare con te... ho tante cose da dirti...

La Rina ti manda tanti baci... Vieni a trovarci.

Tuo

Massimo

LALLA ED ELISA

Ho conosciuto Lalla in carcere. Era stata arrestata con un uomo molto più anziano di lei. Ebbi l'impressione che fosse una ragazzina usata da persone molto più adulte per il traffico di stupefacenti. Ho potuto seguire anche un po' tutte le sue vicende. Sono andato a casa sua a trovarla, in Italia. Penso che anche il divorzio dei suoi genitori abbia influito sulle sue scelte di vita. La madre mi disse che la sua casa era stata completamente distrutta. Tutto quello che c'era di valore se l'era venduto la figlia. Allora la ragazza stava insieme con un tossicodipendente. Mi vennero ad accompagnare alla nostra casa, a Roma, ma il ragazzo stava male e tutte le parole che gli dicevo non servivano assolutamente a niente. Anche Lalla stava male.
Ho potuto seguire la tragedia di questa madre, il peso che ha dovuto sopportare per le storie della figlia. Ma non l'ha mai mollata. Lei stessa lo dice nelle lettere: «Sono una volontaria dell'amore... non sono mai stata capace di allontanarla e di allontanarmi».
Per me è stata una gioia grande sapere che è finalmente uscita dalla droga. Le ho riviste a Roma nel giugno del 1989, in occasione di una conferenza. Sono venute a trovarmi e si sono sedute davanti a me e mi hanno detto: «Ti ricordi di noi?». Le ho guardate. «Tu sei Lalla, tu sei Elisa». La ragazza era trasformata anche fisicamente, mentre nella mamma ho notato un sorriso luminoso, ma anche un viso marcato dalla sofferenza. È stato bello vedere questo, anche con i tanti problemi che ancora stanno sperimentando, tra cui quello della ricerca di un lavoro per Lalla.

Londra, dal carcere femminile di Holloway, 12 maggio 1980

Caro Carmelo, ho avuto la tua lettera e ti ringrazio molto per l'interessamento; contemporaneamente è arrivata una lettera di mia madre molto veloce in quanto datata 9 maggio e oggi è solo il 12 o l'11.

È molto triste e dice che dorme nella mia stanza per sentirmi più vicina. Per quanto mi riguarda ho qualche problema: qualcuno ha scritto una lettera anonima all'ufficiale denunciando tre ragazze che pare avessero della droga in camera. Per una sfortunata coincidenza il giorno prima avevo avuto una discussione con loro perché mi avevano rubato biscotti e cioccolata, così sono convinte che le abbia denunciate io (che tra l'altro non so scrivere in inglese). La voce si è sparsa e hanno cominciato a piovere minacce di vendetta; e in più, non sapendo l'inglese, non mi riesce di chiarire la situazione. Hai qualche consiglio in merito? Riguardo al mio caso sono stata alla Corte[1] l'8 e sembra che il 15 ci sia una possibilità che mi diano la cauzione,[2] se mia madre sarà qui con sufficienti garanzie. Non credo che sia vero, ma la speranza è l'ultima a morire. Ad ogni modo hanno separato il mio caso da quello di ..., il che è bene. C'è una cosa che mi preoccupa: se aspetto qui il processo e poi vengo mandata nel carcere minorile, il tempo passato qui non mi verrà detratto. Credi che sia possibile che succeda una cosa simile? E come evitarla? Qui gli avvocati non si fanno vedere. Se ti è possibile perché non provi a telefonargli e a dirgli di venire a parlarmi?

---

[1] Il Tribunale.

[2] La libertà su cauzione.

Quando capiti qui ad Holloway, fammi chiamare; niente è più piacevole di una chiacchierata nella propria lingua. Di nuovo grazie di tutto e arrivederci a presto.

Lalla

...alias BO9097. Non avrei mai creduto di venire targata come una macchina. Ciao e auguroni.

Roma, senza data

Carissimo «babbo» Carmelo, indovina un po' chi sono? È arrivata pochi giorni fa la tua lettera. Sono molto contenta che ti sei ricordato.Quest'estate sono stata due mesi al mare con ...., e sembrava che tutto andasse per il meglio, quando mi sono resa conto che mi rubava i soldi, perché anche lì aveva trovato dove comprarsi l'eroina. Come puoi immaginare non ci ha messo molto a coinvolgermi nuovamente. Poi, tornati a Roma, sono cominciati i casini grossi, e nel giro di pochi giorni si è preso l'ultimo oro che era rimasto, finché non ce l'ha fatta più e se n'è andato. Ora credo che le sue condizioni siano all'ultimo stadio. Vive per le strade e si arrangia come può, ma del resto è una sua scelta contro la quale credo di aver fatto il possibile e adesso non ho più carte da giocare. Devo pensare a me a questo punto. Mi sto curando e spero sinceramente che sia l'ultima volta. Lavoro con mio padre. Elisa sta come al solito, si lamenta un po' ma fondamentalmente sta passando un periodo abbastanza tranquillo.

E tu? solita routine suppongo. Visto che prima o poi ti capiterà un giretto nelle patrie galere italiane, non dimenticare assolutamente di passare a trovarci. Un bacione grandissimo a te e tanti saluti alla signorina Vago[3] (e a tutti i tuoi detenuti).

Lalla ed Elisa

---

[3] L'assistente sociale del consolato italiano a Londra di allora.

P.S.: Se ti serve qualche cosa per i detenuti italiani, tipo riviste, libri ecc. fammelo sapere che provvederò a spedirli al più presto. Ciao e stai in forma.

Da una località di mare in Italia, 23 dicembre 1980

Caro Carmelo, un po' tardi per farti gli auguri di Natale. Te li farò per il nuovo anno. Qui oramai le feste non sanno di niente. Lalla non va niente bene e io sono avvilita.

Non si fa eroina, va bene, ma non vuole né studiare, né lavorare. Si fa certamente la coca e chi sa che altro. Adesso vuole partire per l'India e forse non sarà neanche tanto sbagliato perché qui finirà per cacciarsi nei guai.

Mi spiace averti perso di vista quest'estate, ma per me è stata un'estate durissima con Lalla e ... che mi hanno preso in giro tutta l'estate con le loro cure disintossicanti, i furti, i pasticci, l'emorragia di soldi. Io sono felice che ... si sia tolto dai piedi, anche perché un po' di beneficio con Lalla se n'è avuto. Mi dispiace per tutti, mi spiace per lui, ma io trovo che mia figlia è abbastanza inguaiata per cui non posso perdere tempo a piangere per gli altri.

Ti penso sempre come un caro amico. Se hai bisogno di qualcosa in Italia che io possa fare per te, disponi pure di me, sarei felice di ricambiare le tue cortesie.

Salutami la signorina Vago, falle tanti auguri da parte mia. Abbi un felice anno nuovo. (Speriamo che anche per Lalla, e quindi per me, sia meglio di quello finito. Peggio sarebbe la morte!). E un abbraccio affettuoso.

Elisa

Da una località di mare in Italia, 18 febbraio 1981

Caro Carmelo, questa volta non ti scrivo solo per mandarti i miei saluti e per sapere come te la passi, ma anche perché ho bisogno di un favore da te. Lalla sta per partire per l'India e ti puoi immaginare come mi preoccupo, anche perché le storie di roba non sono finite. Ho pensato che forse tu hai più di me persone amiche nei consolati o nelle parrocchie a cui lei possa rivolgersi in caso di bisogno. (Ho sperimentato a Londra che le vie dirette sono le migliori e che non sempre le istituzioni sono da evitare). Grande esperienza Londra!

Perciò vedi che indicazioni puoi dare a Lalla, anzi scrivi pure direttamente a lei questa volta e vedi cosa puoi consigliarle. Io penso che sarebbe bene che consegnasse il suo passaporto in qualche consolato, se le danno qualche documento per circolare. Consigliala un po' tu che sei più pratico di me. Io sento solo i racconti aberranti dei ragazzi.

Mi auguro ad ogni modo, quando ci vedremo quest'estate, che il bilancio possa essere più positivo di quello dell'anno scorso.

Tu pensi di rimanere sempre a Londra? Non ci sono possibilità che torni in Italia?

La mia vita è abbastanza triste, così piena di paure, senza mai sapere come andrà domani. Ogni giorno mi riserva delle sorprese (chiamiamole così) sgradevoli (diciamo per semplificare). Auguro a te la serenità che io non ho.

Saluta sempre per me la signorina Vago. Un caro saluto, con affetto

Elisa

P.S.: Quando tu mi scrivi, Lalla, riconoscendo la scrittura, apre le tue lettere, quindi regolati per quello che la riguarda. Ciao.

Roma, 22 ottobre 1987

Ciao carissimo padre Carmelo! Non sai quanto siamo state contente di ricevere la tua lettera. Era da tanto tempo che volevamo scriverti, ma avevamo perso l'agenda degli indirizzi dove c'era anche il tuo... e ci dispiaceva veramente non poterti ricontattare. Ma è possibile che non ti capiti mai di venire a Roma? Eppure sei sempre in giro per il mondo! Ci farebbe proprio tanto piacere vederti... Avrei tante cose da raccontarti, ma non amo scrivere lettere e mi riesce molto difficile dire tutto quello che vorrei. Comunque ho qualche buona notizia da darti: finalmente posso dire che i miei problemi con la droga sono finiti! Posso dirlo perché è ormai dal marzo dell'86 che ne sono totalmente fuori. Ora il mio vero problema è il reinserimento. Infatti, non volendo più vedere le persone con le quali spendevo «malamente» il mio tempo, mi ritrovo quasi del tutto sola e priva di amici e mi vien difficile trovarne di nuovi, anche perché le persone «normali» hanno paura del mio passato e io non sono capace di tenerlo nascosto. Questo perché penso che non deve esserci bisogno di mentire a un amico perché un amico deve accettarmi per quel che sono veramente, e anche perché la mia persona attuale è stata determinata da tutte le mie esperienze (belle e brutte), quindi, tenerne nascosta una tanto determinante, mi farebbe sentire come se nascondessi una parte di me stessa. Non voglio dovermi vergognare di ciò che è stato... Anche dalle esperienze peggiori si può trarre qualcosa di positivo, almeno come insegnamento, come motivo di crescita. E le brutte esperienze vanno superate, ma mai dimenticate. Forse sbaglio a non tenerlo nascosto con le persone che mi capita di conoscere, ma in fondo anche se molte finiscono per evitarmi, so per certo che coloro che mi accetteranno comunque conteranno per me più di tutte le altre. Sarà lunga e dura per ricominciare da capo, ma per ora continuo a tentare. Anche per il lavoro è un dramma! Non se ne trova quasi mai, specie per una ex tossicodipendente senza nessuna qualifica. Ogni tanto mi è capitato qualche lavoretto nel cinema o con qualche agenzia turistica che organizza congressi ma è così raro! Quindi nel frattempo ho ripreso a studiare. Ricordi che avevo fatto il liceo ma non avevo preso la maturità?

Bene, lo faccio quest'anno. Può sembrare ridicolo alla mia età, ma in fin dei conti è meglio studiare che non fare nulla specie nei periodi in cui non trovo lavoro... cioè il 75 per cento del tempo.

La mamma sta bene ora che anch'io sto bene. In questi giorni è al sud e non può unirsi a me nello scriverti questa lettera. Mi ha però incaricata di mandarti un milione di baci e di ricordarti che ti aspettiamo, sperando che ti decida a venirci a trovare al più presto.

Tanti, tanti abbracci.

Lalla (ed Elisa)

Roma, 27 novembre 1987

Caro padre Carmelo, che piacere la tua lettera! Avevo perso i collegamenti e pensavo che tu non fossi più a Londra. Ti ho mandato cartoline per Natale fino a due-tre anni fa, poi la polizia mi ha sequestrato tutte le agende con gli indirizzi e ho perso i contatti. Ho anche tentato di telefonare ai tuoi genitori in Calabria ma senza risultato. La tua lettera è arrivata al momento che io partivo per il sud, così mi sono ripromessa di scriverti al mio ritorno. Forse frattanto ti avrà risposto Lalla. Poi, giorni fa, ripensando a te (perché ti ho pensato spesso), mi sono detta: stasera gli scrivo. E la sera, apro la televisione e che piacere vederti lì davanti a me.[4] Costanzo non aveva neanche finito la sua presentazione e io avevo già intuito che questo prete che si occupava di tossici eri tu e solamente tu. Sono proprio stata felice di vederti. Sei sempre lo stesso, forse i capelli sono ... un po' schiariti... Peccato non avere potuto incontrarti. Anch'io ho avuto tante cose che si sono succedute in questi an-

[4] Si riferisce ad una trasmissione di Maurizio Costanzo, cui ha partecipato padre Carmelo.

ni. Niente di piacevole dato che Lalla al ritorno da Londra ha cominciato a rifarsi e non ha smesso più fino a che l'anno scorso è stata arrestata qui a Roma. Un po' di mesi in carcere, altri in comunità da don Pierino, poi gli arresti domiciliari (un anno). Adesso sembra — dico sembra per scaramanzia — sembra che non si faccia più. Dicono che sia impossibile che un tossicomane smetta; ma forse ce l'ha fatta, ma sono passati sette-otto anni di tragedie. Io le sono anche corsa dietro nello Sri Lanka, a Bangkok, in Indonesia, vedendo i rischi, la vita di questa gente. Perciò quando tu mi parli dei tuoi viaggi, io posso immaginare i posti, gli ambienti, le persone, posso insomma seguirti e capire anche quello che non racconti. Anche tu puoi immaginare quello che c'è dietro quelle poche notizie che ti do su di noi, le tragedie scansate per un pelo, le angosce. Io ormai vivo sola con un cane e molto sto con Lalla, che in realtà non mi sento di lasciare. Mi dicevo sempre che se Lalla avesse smesso di farsi mi sarebbe sembrato che non avrei avuto altro da desiderare e che tutto sarebbe andato bene. Invece non va tutto bene, forse ci vorrà molto tempo perché le cose si aggiustino. Evidentemente bisogna dire che: o i tossici sono diversi perché sono tossici, o sono tossici perché sono diversi. Certo Lalla è diversa, è difficile e difficile sarà anche per lei riequilibrare in un certo modo la sua vita. A giorni ci sarà il processo d'appello — ha avuto quattro anni — speriamo in una riduzione. Forse tu conoscerai oppure avrai sentito parlare di uno degli avvocati di Lalla che si occupa di tossicomani prigionieri in Thailandia. Inoltre c'è l'avvocato di don Pierino con cui sta facendo opera di penetrazione per le sue comunità sempre in Thailandia.

Ripenso spesso a te, come ti ho detto, forse perché fai parte di un periodo della mia vita molto particolare, un periodo certo non buono ma importante, umano, che è costato molto a me e certo molto di più a Lalla. Io ho sempre piacere di parlare con altre persone che hanno vissuto o vivono un po' gli stessi problemi perché solo parlandone ci si sente meno soli, si capisce di più. Perché è terribile l'isolamento delle persone che vivono — senza essere tossicomani — la vita dei tossicomani. L'isolamento che fomenta ignoranza, panico, incomprensione. Per questo anche mi piacerebbe rincontrarti e ascoltare le tue esperienze. A Giacarta ho conosciuto un'altra persona molto cara che mi ha aiutato con discrezione e gentilezza.

La mia vita non è una gioia, ma ci sono delle oasi di pace e anche gradevoli, perché a me piace molto stare in compagnia, con l'unica compagnia del mio cagnolino, una bestia tutta da scoprire, deliziosa. Dopo quest'anno e mezzo passato a Roma fra il carcere, la comunità, e gli arresti, ho ripreso ad occuparmi della casa al mare. Ogni mese lì ha la sua bellezza, i suoi fascini. Le serate vicino al camino con un libro, le passeggiate a guardare le nuove erbe, i fiori, il cielo. Dimentico le seccature, mi ricarico,poi ritorno a quella che è la grande fatica: stare con Lalla. Certo nessuno mi obbliga: sono una volontaria dell'amore, anche una debole. Ma non sono mai stata capace di allontanarla o di allontanarmi. Forse è stato un male, non so. Le somme non sono ancora tirate, finché siamo in vita i giochi non sono finiti. Vero? Scusa la lunga lettera, ma era tanto che non ci si sentiva, ci sono anni da riempire. Ci saranno mai delle possibilità di incontrarci? Speriamo. Se puoi fammi sapere quando verrai in Italia, mi piacerebbe anche che tu incontrassi Lalla. Ad ogni modo anche se non lo farai ritieniti scusato, capisco quanto tu sia preso ed è anche per questo che io ho molto apprezzato la tua lunga lettera. Ad ogni modo se c'è qualche cosa che io possa fare per te, se hai bisogno di qualcosa, ricordati che io sono a tua disposizione se può farti piacere.

Per adesso ti saluto e spero di non perderti più di vista. Ti auguro un buon Natale con tanto affetto.

Elisa

Roma, 19 dicembre 1988

Caro Carmelo, è arrivata oggi la tua lettera, con nostro grande piacere. Qui le cose sono abbastanza cambiate: ... abita con la madre, dice che sono due mesi che non fa uso di droghe, che sia poi vero? Non saprei. Lo vedo raramente e debbo dire che sta meglio del solito. Speriamo che resista e non sia solo un periodo di riposo. Quanto a me va tutto OK. Lavoro un po' con mio padre, e contemporaneamente mi organizzo lavori alternativi. Probabile che inizierò a girare un film. Nulla di sicuro, ma tentare non nuoce. Con l'eroina non ho più nulla da spartire, ogni tanto capita qualche sniffo di cocaina ma molto marginale nella situazione attuale. Posso dire di stare proprio a posto: l'unica cosa negativa che potrebbe accadermi è di venire ricoinvolta nel processo che faranno a ... (è ancora dentro, ma non so se a Regina Coeli o Rebibbia). Qui non è come a Londra e gli amici non possono andare in visita ai carcerati. Inoltre, non sapendo bene se io sono coinvolta anche qui, è meglio non svegliare il can che dorme. Proprio perché non può vedere nessuno, credo che gradirebbe molto una tua lettera se riesci a sapere dove sta. Cercherò di informarmi e comunicartelo. Che Dio gliela mandi buona.

Ho conosciuto dei ragazzi che ti conoscono da Londra (non per storie di prigione). Ti mandano tanti saluti e tantissimi bacioni da me, Elisa e compagnia. Spero di rivederti presto (non in Inghilterra), scrivimi sempre e tante, tante buone cose.

Lalla ed Elisa

Roma, 30 maggio 1988

Caro Carmelo, come stai? Hai ricevuto la lettera che io e mamma ti scrivemmo tempo fa? La prossima volta che vieni a Roma telefonaci. Come credo di averti scritto nella lettera precedente, sono finalmente uscita dai miei problemi di droghe. A volte mi capita di sentirmi più vulnerabile e di avere qualche tentazione, ma ormai credo di aver imparato a controllare questi momenti di debolezza e penso che non ci cascherò più. Oramai sono circa due anni che sto bene e finalmente posso cominciare a sentirmi più tranquilla. Purtroppo ho ancora grossi problemi perché non riesco a trovare lavoro... Sapessi com'è difficile! Inoltre comincio a sentirmi un po' vecchia per cominciare da zero; ma se un po' di fortuna mi assiste, forse troverò una soluzione anche per questo. Vorrei proprio riuscire a essere indipendente e non pesare più sulle spalle di mia madre. Per ora sto preparandomi a dare gli esami di maturità, che non avevo dato a 18 anni perché avevo tutt'altri guai a cui pensare. Non so se mi servirà a trovare lavoro (anzi credo di no), ma almeno mi tiene occupata e mi abituo a prendere un impegno con me stessa e a portarlo fino in fondo. Da qualche tempo sto assieme a un ragazzo che lavora in tv.

La tua lettera era molto bella e si capiva quanto ti piace il lavoro che fai e quanto lo fai con il cuore. È molto importante nella vita avere soddisfazione da ciò che si fa ed è una fortuna che non tutti hanno. Devo dire che conoscendoti sono riuscita a capire alcune cose e a vedere come ci si può dedicare anima e corpo agli altri facendo per loro qualcosa di concreto e aiutando veramente chi ne ha bisogno. Una volta vedevo i preti sotto tutt'altro punto di vista. Ricordi com'ero ostile il primo giorno che mi venisti a trovare in carcere? Gran brutta cosa i pregiudizi! Ma in fin dei conti non avevo nemmeno una vera opinione su niente. E seguivo le mode e le idee degli altri essendo incapace di farmene delle mie. Ora sono convinta che ciò di cui ti occupi è giusto e utile, e so quanto è importante per chi si trova in quel genere di guai avere una persona con cui parlare e di cui potersi fidare. Spero che tu possa continuare ad essere felice e aiutare gli altri con la tua disponibilità, la tua fiducia e la tua gioia di vivere. Purtroppo io non ho la fortuna di avere la tua stessa fede religiosa, ma mi rendo conto di quanto possa essere importante. Forse è una cosa che acquisirò con gli anni, forse non la troverò mai, ma almeno ho ritrovato un po' di fede in me stessa e negli altri e credo che questo sia già un buon passo avanti. Ti saluto con affetto e ti auguro ogni bene. Anche la mamma ti manda i suoi saluti. Non può aggiungere qualche riga perché in questo momento si trova al mare, ma le ho parlato per telefono e mi ha raccomandato di mandarti tanti auguri anche da parte sua.

Ciao e a presto.

Lalla

Roma, 23 febbraio 1990

Carissimo Carmelo, da tanto mi ripropongo di scriverti, ma sai com'è. Mille cose da fare, in più io sto ancora male con questa gamba rotta che mi ha veramente conciato per le feste. Dubito di riuscire mai più a riprendermi, per cui le mie faccende vanno tutte a rilento. Più di un certo numero di cose al giorno non posso fare, e la sera sono molto stanca e in ogni modo, quando sono a casa, cerco di stare sdraiata. Lo sforzo maggiore lo riservo a tutto quello che c'è da fare fuori casa e al mio cane che porto ogni giorno a spasso.

Lalla si sta sistemando per conto suo, quindi ha la testa a tutt'altre faccende affaccendata... Non oso nemmeno scrivere tante cose capitate negli ultimi anni, si corrono veramente dei pericoli. Mi fa tanto dolore solo a ripensarci, vorrei dimenticare questo lungo incubo e speriamo che sia veramente finita. Spero tu possa capirmi.

Ad ogni modo non bisogna disperare. Tu fai un buon lavoro, insistere su una determinata strada porta sempre i suoi frutti e tu, da buon calabrese testardo, vai avanti e io ti approvo incondizionatamente.

Ti abbraccio con tanto affetto.

Elisa

ALESSANDRA DI VICENZA

Non ho mai conosciuto questa ragazza. Ho ricevuto una lettera dalla mamma che mi scrisse dopo la sua morte. Forse qualcuno le aveva parlato di me. Mi hanno detto che era venuta a Londra per farsi curare quando era già malata di AIDS, ma io non l'ho incontrata. Quando ho letto la lettera della madre, mi sono commosso e le ho risposto. È iniziata così una corrispondenza con la famiglia, soprattutto con il fratello che mi ha scritto delle bellissime lettere.

Vicenza, 27 aprile 1989

Caro padre Carmelo, ora ti voglio dare notizie e ti voglio raccontare il grande dolore che mi ha colpito: la morte di Alessandra, 24 anni, un amore di ragazza. Aveva studiato per diventare infermiera e c'era riuscita. Aveva anche cominciato a lavorare in un ospedale a Vicenza. Era felice, le piaceva tanto. Ahimè, due giorni ha lavorato, poi ha scoperto di essere sieropositiva e a questo si è aggiunto il tumore e dopo sette mesi di calvario, vissuto da parte sua con molta dignità e rassegnazione, è venuta a mancare. Alessandra aveva preso questo virus da un rapporto sessuale all'età di 18 anni con un ragazzo tossicodipendente che lei voleva aiutare perché potesse uscire dalla maledetta droga.

Allora, nell'83, non si conosceva ancora questo pericolo di AIDS, non se ne sentiva parlare qui da noi. Ma, padre Carmelo, si può pagare un prezzo così alto per amore di una persona sbagliata? Ora lei se n'è andata ma io come faccio a vivere... Mi chiedo in continuazione: ma Dio come può permettere questo?

Caro Carmelo, ho 54 anni e nella mia vita ho solo sofferto. Ero una ragazza di Azione cattolica, mi sono sposata nel 1960 con un uomo buono, tanto buono, ero felice ma solo per venti mesi, poi si ammalò di trombosi cerebrale. Dopo un intervento guarì e lavorò ancora. Frequentava la chiesa, era veramente cattolico, ma nel 1985 si ammalò di tumore e morì. Ho perso anche mia sorella Fernanda, andava a sciare e morì sotto la neve. Una valanga la soffocò. Tre morti in quattro anni, non ti sembra un po' troppo? Ora sono rimasta sola, mio figlio Mirko lavora in un ristorante, sono orari lunghi. Ho mia madre e mio padre ottantenni che vado a trovare spesso, abitano a 30 chilometri da qui. Carmelo sono triste, tanto triste e mi chiedo cosa faccio ora. Mi manca Alessandra, parlavo con lei, ero riuscita ad alleviare il dolore della perdita di mio marito; ma ora cosa faccio, sono sola, godo tanta salute, ma non ho il coraggio di uscire, la gente mi guarda e io mi sento nuda, senza vestiti, mia figlia morta di AIDS, come si fa a superare questo? Cosa faccio, dove vado per trovare pace? Non posso dimenticare.

Padre Carmelo, concludo qui la mia lettera e spero che mi risponderai, e più di tutto che verrai a farci visita. Ti aspetto; mio figlio Mirko avrebbe piacere di conoscerti, lui non ha padre, non ha sua sorella e non ha il dono della fede. Troppi dolori per una così giovane età. Siamo pieni di dolore... Anche io non frequento la chiesa, ora mi chiedo se esiste Dio, come si può soffrire così. Alessandra ci credeva e mi ha detto prima di morire che io devo restare con Mirko e poi dal cielo mi chiamerà un giorno. Ecco io aspetto quel giorno. Ti chiedo scusa della lunga lettera ma solo tu forse sai ascoltare, come hai saputo ascoltare i terroristi. Tante storie amare ma i terroristi si sono pentiti e vivono ancora, Alessandra no; per lei non c'è stata pietà. Lei ha amato una persona e ha pagato con la vita. Ti mando una foto: conservala perché era buona, piena di vita, sempre serena anche quando soffriva. È morta a casa, nel suo letto, assistita da Mirko e da me. L'abbiamo baciata, confortata, assistita e le abbiamo messo un vestito bianco da sposa.

Un caro saluto.

Silvana

* * *

Dal diario di Alessandra

Cara me stessa, sono al corrente del tuo problema con il tuo boy-friend e, credimi, solo io posso capirti. La soluzione che ti propongo già la conosci. Lascialo per un po' di tempo, dagli il tempo di meditare e di decidere se sa ciò che vuole, se conosce la causa di tutti i suoi problemi. Poi se riuscirà a fare questo ritornerà da te solo se ti vuol bene.

Cara amica, abbi tanta pazienza e tanta comprensione, non lasciarti intenerire dalle sue richieste di stare assieme, se veramente ha bisogno di te verrà quando avrà deciso cosa fare e quando conoscerà i suoi problemi. Solo allora riuscirai ad aiutarlo! Sii forte come una roccia, dolce come il miele e comprensiva come una madre. Tu agisci per il suo bene, non scordarlo.

Sii felice e tanti tanti auguri di buona vita!

Alessandra

Sai come chiamerei la vita? Avventura. Può essere strano per chi invece la chiama missione o vocazione o ancora carriera. È curioso come noi pensiamo di dover seguire il corso della vita mentre siamo noi stessi che la costruiamo.

La vita. Io la vedo come un avventuriero, fugace e schivo, originale e privo di scrupoli, un missionario dedito ad aiutare, animato da spirito di sacrificio e disponibilità continua, come un uomo che cerca di costruirsi una carriera, risoluto ed indipendente... La vita è un'alba e un tramonto, un sorriso, un respiro e un dolore in una lacrima, l'amaro dei rimorsi e la paura del futuro... l'amore visto dagli occhi di un uomo mentre tende la mano alla sua compagna... nel cuore e nell'anima l'immensità di un ricordo, negli occhi e nella mente le grida di un pensiero che sfugge in un istante e che chiede considerazione. Quando ami la vita accetti e non ti ribelli, se la vuoi non discuti, non cedi a compromessi, non voli verso niente a cui sai non potrai arrivare. La stringi tutta fra le dita la felicità e sogni, sogni finché essi non diventino realtà, combatti e speri... e piangi anche! I tuoi ricordi affidi al vento... e li ritrovi in un fiore seccato, tra le pagine di un libro.

Amico mio, la vita la impersoniamo noi, nostra è la scena, nostro il copione, noi gli attori protagonisti! Nella nostra vita noi diamo e compriamo, cediamo e prendiamo, ma in un solo attimo ci è presentato il conto e chiesto di pagare. Il male è che ci è chiesto di pagare sempre in anticipo.

Finché c'è tempo. E così continua la storia, storia raccontata sinceramente, storia vera, storia vissuta. Quando non ci sono abbastanza problemi che affliggono, se ne aggiungono altri che scopri più importanti, più vitali. La droga, un problema assai discusso, un problema tanto grande sì, ma che t'importa se muore una persona che non conosci... Ma ora tocca a me! Il mio amore platonico, il mio Andrea si fa da tempo, pensavo avesse smesso! Ero contenta, che dico, contentissima! Già avevamo cominciato a salutarci, ma poi che brutto vedere la sua faccia pallida, i suoi occhi arrossati, stanchi, disperati, la sua espressione... che supplicava aiuto. Ma la delusione più grande era che l'aiuto che cercava era finanziario: 5000 lire da aggiungere ad un malloppo nove volte più grande per poter avere una dose. Che amarezza nel profondo del mio cuore... Come prova d'amore stasera ho rifatto un giochino con due cerini: un cerino ero io l'altro lui. Accendendoli avrebbero dovuto consumarsi insieme e cadere con la testa vicina nello stesso momento, allora voleva dire che lui ed io ci amavamo. Invece una scena angosciante: lui è caduto piano piano bruciando più in fretta di me. Scivolava sempre più giù appoggiandosi a me ed abbassando il capo fino a consumarsi tutto. Io, dritta, sembrava lo guardassi con espressione disperata, piangevo tenendolo fra le braccia con la testa reclinata e gli occhi socchiusi pieni di lacrime. Un'amica mi ha detto: «Vedi, tu vuoi aiutarlo ma non ce la farai...». Ma io devo fare qualcosa, cercare di fermarlo finché sono in tempo.

Signore, ti ringrazio di questa esperienza che mi hai dato la possibilità di fare. Chiedo il tuo perdono per ciò che non ho fatto o non ho dato e chiedo il tuo aiuto per continuare a seguirti in ogni momento. Aiutaci a far sì che l'amore diventi veramente la cosa più importante nel mondo e che esso regni ovunque.

* * *

Vicenza, 23 gennaio 1990

Padre Carmelo, le scrivo dopo un lungo tempo di meditazione e consultazione in famiglia. Io sono il fratello di Alessandra e mi chiamo Mirko. Abbiamo riflettuto molto sul fatto di rendere pubbliche le lettere di mia sorella. Alcune persone di nostra fiducia ci hanno convinto di farlo e dopo un lungo esame le mandiamo quelle che secondo noi sono le più significative. Abbiamo riflettuto sul fatto o no che si potesse commercializzare una vicenda carica di sentimenti sofferti come l'abbiamo vissuta noi di persona e renderla oggetto di chiacchiere pubbliche, regalando in un certo senso il nostro privato ad altre persone che non potranno mai capire l'angoscia di chi, come noi, ha provato e ha conosciuto certe disperazioni della vita.

Alessandra era una ragazza molto sensibile e buona, dotata di un'innata generosità verso il prossimo e di una certa predisposizione verso le persone deboli che lei inconsciamente incontrava sul suo cammino. La sua professione lo testimonia. Il fatto che avesse scelto la professione di infermiera le dava un aspetto di nobile altruismo che già era percettibile in lei.

Forse è stata questa la sua vera condanna a morte, se non fosse stata così generosa, di certo non si sarebbe chiamata con questo nome, ma di certo sarebbe ancora qui con noi.

In queste lettere, come avrà avuto modo di leggere, era al corrente del problema della droga, ma con ciò non è stato provato che lei ne facesse uso, anzi noi siamo sicuri che lei era estranea a tutto ciò. La malattia la contrasse avendo dei rapporti sessuali con un tossicodipendente che, innamorandosene, frequentò di nascosto per un lungo periodo. Questa persona attualmente è ancora viva e vegeta. Noi non abbiamo mai voluto o pensato a delle ritorsioni su di lui, anche se quello che ci ha fatto non potrà mai essere cancellato dal tempo nelle nostre menti.

Io personalmente covo solo una gran pena nei suoi confronti come uomo, mi rifaccio a delle osservazioni fatte da mia sorella prima di morire che affermava che non è importante quello che uno fa nella vita, ma è importante quello che uno lascia dietro di sé e questa cosa si chiama amore.

Probabilmente questa persona dietro di sé lascerà solo tristezza, angoscia e un deserto pieno di disgrazie, e morirà senza aver conosciuto l'amore.

Lei era convinta di poterlo aiutare a uscire dal tunnel dell'eroina, ma, in cambio del suo altruismo, trovò la morte. Questo ragazzo, che la morte accompagna per mano,

Alessandra lo conobbe quando aveva solo l'età di 17 anni, credo intorno al 1981-82 e se ne innamorò subito.

Mio padre, allora in vita, la pregò diverse volte di desistere da quell'amicizia. Una volta vennero quasi alle mani con lui. Purtroppo in quel periodo che non fu breve contrasse il virus che le fu fatale. Fino al 1984 andò tutto bene ma, al termine di quell'anno, cominciarono i primi sintomi della malattia, anche se la conferma ce la diedero nel 1986. Nel 1987 la malattia esplose con continue febbri, poi la scoperta di una fistola nella vescica, causata da un tumore che le devastò il corpo. Mia sorella morì in un angoscioso e tormentato martirio, ma con una serenità da ammirare che le servì per sopportare il dolore; forse questa serenità le fu data dalla sua immensa fede in Dio. Era convinta che dopo la morte ci fosse un'altra forma di vita spirituale. Io l'ho molto ammirata per questo e in un certo senso l'invidiavo per la sua convinzione che le ha permesso di accettare persino la morte in giovane età.

Spero che queste poche righe le possano dare un'immagine di una splendida persona che noi abbiamo avuto la fortuna di conoscere. Questo mi auguro possa servire di conforto per altre persone che disgraziatamente nella loro vita vengono a conoscenza di questa realtà. Lo facciamo soprattutto per Alessandra. Avendola conosciuta, ne sarebbe stata felice. Le mando i più sinceri auguri e saluti.

Mirko

MAURO DI NAPOLI

Mauro era stato arrestato insieme a un gruppo di ragazzi italiani. Ricordo che era molto ansioso per l'esito del processo, che si concluse infatti con una sentenza abbastanza pesante.

Ha sofferto molto in carcere. Stava male, anche fisicamente. Gli faceva male la schiena, come scrive in molte lettere. Ma era sempre di carattere allegro, gioioso, il tipico napoletano simpatico, molto legato alla famiglia.

Un punto fondamentale della sua vicenda fu la malattia del padre. Io ero in contatto con la madre e lui sapeva che il padre era malato. Quando la madre mi telefonò per dirmi che il padre era morto, mi chiese di non farlo sapere al figlio che ne avrebbe sofferto troppo. Così, quando lo andavo a trovare in carcere e mi chiedeva notizie del padre, ero costretto a fingere. Dopo un po' di tempo, però, Mauro cominciò ad avere dei dubbi e continuava a chiedermi di informarmi sulle condizioni del padre. Continuava a chiedermi: «Ma non è che mi nascondi qualcosa?». Mi misi allora in contatto con la madre che mi autorizzò a dirgli la verità. Portai allora Mauro nel mio ufficio del carcere, gli preparai il caffè e gli detti la triste notizia. Poi telefonammo alla madre, ma lui reagì molto male. Parlò a lungo con lei, in lacrime.

Poi andai a trovare la madre in Italia, quando Mauro stava ancora in carcere. Mi fece una grande accoglienza, e mi preparò un piatto di spaghetti con le vongole che è stato

forse il migliore della mia vita. Andammo al cimitero a pregare sulla tomba dei suoi cari.
Poi Mauro uscì dal carcere e lo andai a trovare in Italia. Aveva aperto un bar, stava bene. Fui molto felice di rivederlo in buona salute.

Londra, dal carcere di Wandsworth, 17 novembre 1985

Caro Carmelo, come vedi ti avevo fatto una promessa e la mantengo. Mi fa tanto piacere poterti scrivere: primo, perché con te riesco a sfogarmi e a svuotarmi di tutte le amarezze che ho dentro; secondo, perché sei una persona molto cara, che riesce a farsi voler bene da tutti. Io specialmente sono molto attaccato a te perché forse in te vedo e trovo l'affetto di una persona a cui ero molto legato, cioè mio fratello Piero, il quale è morto in un incidente stradale, e ti assicuro che quando lo vidi disteso in mezzo alla strada tutto sfracellato ho sentito qualcosa che mi si apriva dentro e da quel giorno la mia vita è cambiata e sono incominciati i guai!

Mi sento riempire il cuore di gioia quando tu mi chiami «fratello» e sono molto felice di vederti ogni volta che vieni, non perché mi offri qualche sigaretta, ma perché ogni volta che vedo te è come se fosse uno dei miei cari a entrare nella mia cella! GIURO!

Vedi Carmelo, io ho avuto una vita piena di sacrifici e di sofferenze. Molte delle persone a cui ero legato sono morte e molte altre le ho perse per incompatibilità di carattere e ogni volta mi sono sentito sempre più solo. Ora che finalmente avevo trovato una donna che mi capiva e che mi ha dato la cosa più bella e dolce che c'è al mondo (mia figlia), mi hanno arrestato e mi hanno allontanato da loro. Soffro tanto, Carmelo, e soffro di più perché sono un uomo innocente e Dio mi è testimone di questo, ma purtroppo il giudice che mi ha condannato aveva bisogno di una cavia per dare un esempio e ci sono capitato proprio io! In questo caso sono io il martire della società, ma a volte mi consolo e mi sollevo pensando che anche Gesù forse è stato scelto dalla società come oggetto di sofferenza, ed è morto per noi; io almeno sono ancora vivo anche se inutile in questo momento.

Forse a te sembreranno idiozie le cose che ti dico, ma questo è quello che sento dentro ed è questo quello che voglio dirti. Caro fratello, sono molto preoccupato per mio padre. È troppo strano che mia madre non ti abbia voluto parlare di lui. Ho un brutto presentimento, ma spero con tutto il cuore che i miei sospetti non siano fondati perché sarebbe la goccia che farebbe traboccare il vaso, mi capisci?[1]

Comunque, non voglio annoiarti oltre con i miei problemi, perché forse anche tu hai il tuo da fare. Tra poco sarà il Santo Natale e, passato questo, finirà un altro anno. Tutti saranno felici quel giorno ma io non lo sarò, anzi sarò ancora più depresso! Quando quel giorno ti siederai a tavola, aggiungi un piatto in più, così anch'io mi sentirò in mezzo alla tua gioia di quel giorno e prega e pensa un po' a me in quella santa data anche perché il 27 dicembre è il mio compleanno, finirò 29 anni!

Se puoi, Carmelo, mettiti in contatto con il mio avvocato e digli di vedere la situazione per avere i miei soldi indietro, perché la mia donna e la bambina ne hanno tanto bisogno. Ti ringrazio per tutto quello che hai fatto per me e per quello che continui a fare. Spero che un giorno possa ricambiarti nel miglior modo possibile, magari potrei invitarti per una vacanza a Formia, a casa mia, e potremmo passare un po' di tempo insieme. Per adesso sono solo sogni e lo capisco, ma spero con tutto il cuore che si avverino perché

---

[1] Il padre era effettivamente già morto, come risulta dalla successiva lettera della madre.

non sarà mai abbastanza quello che farò a confronto di quello che stai facendo tu per me.

Bene, fratello, a questo punto non mi resta altro da fare che salutarti. Se ti ricordi, portami un quadernone grande e qualcosa da leggere, più la Bibbia e un crocifisso. Ti ringrazio infinitamente! Spero che questa mia ti abbia fatto piacere. Appena mi sarà possibile te ne scriverò un'altra.

Ti saluto caramente e con tanto affetto.

Mauro

11 dicembre 1985

Carissimo Padre, ho ricevuto la sua lettera e mi ha fatto un immenso piacere sapere che c'è lei vicino a mio figlio, che gli dà conforto e lo aiuta ad andare avanti ed anche perché tramite lei io posso avere notizie di Mauro. Spero che il Signore esaudisca le nostre preghiere, cioè se sarà possibile far diminuire la pena di qualche anno, durante la prova d'appello.

Padre, io sono molto afflitta perché lei già sa, come le ho già detto per telefono, della disgrazia accaduta al padre di Mauro; spero che lei trovi il modo giusto di preparare Mauro a ciò che è accaduto, mi rimetto nelle sue mani e le chiedo di non abbandonare Mauro perché lei può aiutare mio figlio. Come sa, è un bravo ragazzo e ha sbagliato a fidarsi degli amici.

Caro Padre, ora le aggiungo una lettera per Mauro, le chiedo di fargliela recapitare.

La ringrazio per tutto ciò che lei sta facendo per il mio caro e adorato figlio, molto sfortunato, con la speranza che il Signore lo aiuti in tutto. Spero tanto che un giorno possiamo incontrarci.

Carissimi saluti,

Flavia

P.S.: Padre, la ringrazio per la messa che ha fatto dire per il mio povero e caro marito. Saluti Mauro da parte di tutti i parenti.

Dal carcere di Maidstone, 4 dicembre 1987

Caro fratellone, ho ricevuto i giornali più le interviste che mi hai mandato e in più oggi ho ricevuto le foto.

Io non ho parole per ringraziarti di tutte queste accortezze che mi rivolgi, ma spero che un giorno potrò ricambiare tutta l'attenzione che stai dimostrando verso di me. Ho passato una serata bella leggendo quelle interviste e ti assicuro che non avrei mai pensato che tu hai avuto una vita così movimentata. La foto tua che mi hai mandato è molto bella, però, ti assicuro che vedendoti con gli abiti da sacerdote mi fai un altro effetto, ma non so spiegarti come.

Forse dipende dal fatto che sei il primo prete della mia vita con cui ho fatto amicizia e di cui ho rispetto più di me stesso! Spero tu stia bene e che il Signore ti accompagni in tutti i tuoi viaggi.

Spero anche di rivederti al più presto. Io sto abbastanza bene. L'unica cosa è questa dannata schiena, la quale non mi dà un attimo di tregua, ma tengo duro e sono paziente e soprattutto prego tanto e spero che anche tu preghi per me come faccio io. Bene fratellone ti saluto e ti abbraccio, stammi bene e... in bocca al lupo.

Ciao e a presto.

Mauro

Dal carcere di Maidstone, dicembre 1987

Caro fratello, ti sto scrivendo questa lettera con le lacrime agli occhi perché è troppo grande il dolore che sto provando in questo momento. Ti ricorderai senz'altro di ... (il mio migliore amico), il quale era sempre allegro e senza ombra di tristezza. Ebbene, non sembra vero ma ieri mattina l'abbiamo trovato impiccato nella sua cella, era già morto da almeno dieci ore o forse più.[2] Aveva il collo spezzato

[2] Il ragazzo che si era impiccato era un altro italiano.

ed era irriconoscibile. Io mi trovo in uno stato di shock pazzesco e non riesco a giustificare questo suo atto. So solo che mi sento così depresso che non lo so nemmeno io cosa pensare o dire. Ti prego di celebrare una messa in sua memoria. Ci mancava solo questo per completare la mia sofferenza. Spero di vederti presto perché ho bisogno di parlarti per potermi sfogare un po'. Nessuno può ascoltarmi meglio di te. Ti auguro Buon Natale e un felice anno nuovo. Scusami se non mi prolungo ma proprio non ce la faccio.

Ti abbraccio affettuosamente.

Mauro

Dal carcere di Maidstone, 6 giugno 1988

Caro fratellone, prima di tutto voglio ringraziarti per la lettera e le numerose telefonate che hai fatto. Comunque spero tutto si sistemerà per il meglio, sono tanto fiducioso e ho tanta buona volontà.

Il mio vero problema è quello della schiena, per il resto piano piano ce la farò, anche se all'inizio dovrò fare dei sacrifici! Fratellone, non vedo l'ora di poterti vedere fuori per farci una bella chiacchierata e una mangiata insieme. Ti prego di farmi sapere se e quando vieni in Italia, a Formia, perché non vorrei che tu andassi a Formia e invece io sto a Parigi. Perciò dobbiamo metterci d'accordo su una data approssimativa; per esempio se tu mi dici il mese che hai intenzione di venire io farò di tutto per essere là, va bene? Fammi sapere e non dimenticare che mia madre fa la migliore zuppa di pesce del Continente!

Spero che tu stia bene e che Dio ti mantenga giovane e allegro per sempre, perché ci sono molti nostri paesani in galera che hanno bisogno di te, perché solo tu sai dargli quel tocco magico di cui hanno bisogno per tirarsi su di morale. Fratello, per concludere ti mando tutto il mio affetto e ti ringrazio per essermi stato vicino per tutto questo balordo periodo della mia vita. Ti sarò riconoscente e amico per sempre! Fraternamente,

Mauro

P.S.: Prega per me che io prego per te! Ciao.

ISABELLA E FLORA

Insieme al suo ragazzo, Isabella frequentava il gruppo dei tossici che gravitavano intorno alla chiesa italiana. Ci siamo conosciuti meglio quando è venuta la madre a trovarla. La madre è una donna che ammiro molto, una donna di grande fede che ha avuto nella sua vita gravi problemi che ha però superato. È stata sempre molto ferma nei confronti della figlia.

Dopo la morte del ragazzo, E., che fu trovato morto in un gabinetto della stazione di King's Cross a Londra, dove si radunavano molti tossicodipendenti italiani, Isabella ha avuto una crisi molto brutta. La morte di E. è stato uno shock per tutti noi. Ricordo che il venerdì precedente alla sua morte, durante il nostro incontro di preghiera, regalai ad ogni ragazzo un crocifisso. L'unica cosa che la polizia trovò addosso al cadavere di E. fu questo crocifisso. La polizia lo ha ridato alla madre che ora lo conserva come una reliquia.

Isabella ha reagito molto male alla morte di E. È entrata due volte in comunità e due volte se n'è andata. Quando ho visto che nemmeno la morte di E. era riuscita a indurla a smettere, non avevo più niente da dirle. Forse anche questa mia freddezza l'ha aiutata a prendere altre decisioni. Qui a Londra c'era un ragazzo che era stato nella Comunità Incontro in Italia e si è adoperato per aiutarla ad entrarci anche lei. Isabella è rimasta così ad Amelia per un po' di mesi, poi mi ha telefonato per dirmi che voleva venire a Londra in una pausa che la comunità le aveva concesso di tra-

scorrere fuori. Io le dissi che non era prudente per il momento ritornare a Londra e lei ha obbedito. Poi, una volta uscita, ha telefonato per dirmi che sarebbe venuta e io l'ho accolta a braccia aperte. È stata una grande festa, stava benissimo.
Sono poi andato a trovare la mamma di Isabella in Italia e sono andata con la mamma di E. al cimitero a pregare sulla tomba del figlio.

Amelia, 23 febbraio 1992

Ciao Carmelo, ho ricevuto oggi la tua lettera e mi ha fatto molto molto piacere anche se mi è dispiaciuto molto di quello che mi hai scritto sulla situazione a Londra su e di P.[1]

Sai in questi momenti rivivo tutti gli orrori che ho vissuto sulla mia pelle e sento un urlo salire dentro di me, un urlo di rabbia e di impotenza, un urlo che però è senza voce perché tanto nessuno sentirebbe e perché a volte sono proprio io la prima che vorrebbe lasciarsi andare e chiudere occhi e orecchie di fronte allo schifo che ci circonda.

Ma alla fine penso che si tratta solo di scegliere. Scegliere di chiudersi dietro ad un muro di egoismo e soddisfare il proprio masochismo autodistruggendoci lentamente, o scegliere di guardare al di là del proprio naso e dare un senso alle nostre sofferenze, essendo la nostra esperienza in positivo per regalare speranza o anche solo una mano amica e un sorriso a chi ancora non vede luce e forse non la vedrà mai.

Sì, perché io penso che almeno per quanto mi riguarda, le possibilità sono queste: o da una parte o dalla parte opposta, forse perché la roba mi ha segnato troppo in profondità per poter dimenticare tutto e fare una vita normale.

---

[1] Un amico di E. anch'egli morto per overdose.

All'inizio, qui, per mesi era confusione pura, adesso vado avanti perché ho un sogno: cioè di poter un giorno tornare a Londra e dare una mano ai ragazzi che sono ancora sulla strada, così che (proprio nella città dove E. è morto e dove anch'io ero morta anche se fisicamente ero viva) forse potrò aiutare anche solo una persona a dare un senso a quello che ho passato.

Altrimenti sarebbe tutto sprecato.

Per questo io, adesso che vado una settimana in verifica, volevo venire a trovarti, mi dispiace che tu non abbia fiducia in me, anche se so che non è facile guadagnarsela, ce la sto mettendo tutta. Comunque, se non sarà per quest'anno, sarà per la prossima verifica, sappi che comunque io ho i miei progetti e spero che tu un giorno mi potrai dare una mano ad attuarli (continuo a perseguitarti, vedi?). Comunque ti telefonerò.

Io sto bene, sono quasi irriconoscibile (ho tagliato i capelli e sono aumentata di 20 kg). Qui è dura ma sto imparando a reggere i colpi! Chissà mai che sia la volta buona!

Ti voglio tanto bene e ti ammiro per quello che hai fatto e che fai. Non cambiare mai!

Isabella

Da una città del nord Italia, 6 maggio 1992

Caro Carmelo, non ti ho fatto gli auguri di buona Pasqua prima perché ero troppo concentrata nell'attesa di Isabella.

Scriverti per me è una cosa molto seria e importante e non mi sono sentita di farlo quando il mio cuore e la mia mente erano distanti (non da te, s'intende!).

Come avrai sentito per telefono, Isi sta bene, è stata brava a casa e, cosa fondamentale, è ritornata ad Amelia molto volentieri. Il Signore ci ha aiutati! Anche Giovanni si è comportato molto bene con sua sorella: è stato attento e sensibile senza soffocarla troppo.

Una sera siamo andati tutti e tre al gruppo: per me è stata una grossa soddisfazione vederli entrare entrambi dalla parte degli alcolisti. Ho lavorato tanto per tenere in piedi un gruppo nuovo. Tante serate senza che arrivasse nessuno, spesso al freddo, ma non ho ceduto. Il Signore mi ha premiato anche qui!

Ora che Isabella è ripartita, è ritornata in me un po' di distensione e riflettendo su tutto l'insieme, non posso che intonare il salmo della domenica: «Grandi le opere del Signore / e consideri chiunque le ama...».

Sono molto invecchiata, Caro Carmelo, ma non in senso negativo. Mi sento molto diversa dalle donne delle mia età: ne avvicino tante, soprattutto nei gruppi, e dopo poco tempo, anche se sono più anziane di me, mi accorgo che mi trattano come se fossi la loro mamma. Mi vogliono tutte bene, mi telefonano, mi regalano libriccini ed immaginette con dediche affettuose, ma non tollerano che sia giù di giri.

Oramai lo so: così a forza di dare forza, do forza anche a me.

Mi piace scriverti, Carmelo, perché ti sento sulla mia linea d'onda: anche tu devi sempre dare a tutti!

Hai dato anche tanto a me. Mi hai ridato una figlia e penso che questo sia il massimo che una persona possa dare a una madre. Avrò sempre un conto aperto con te! Da parte mia ti assicuro un infinito affetto e una continua comunione nella preghiera. Quando ti ho incontrato per la prima volta a Londra, in quel momento per me tanto doloroso, ho sentito dentro me una luce e questa luce continua a brillare!

Grazie!

Flora

Da una città del nord Italia, 9 dicembre 1992

Ciao Carmelo! Ti faccio tantissimi auguri di passare un Natale sereno, speravo di poterti vedere ma ti sono vicina comunque.

Spero che tu stia bene e in forma come quando ti conoscevo io, sempre così allegro e vitale, portavi la luce anche nella disperazione. Per quanto mi riguarda sto bene, cerco di vivere un giorno alla volta e sto imparando a volermi un po' più di bene.

Sono contenta di aver lasciato la comunità perché, nonostante i conflitti che mi sono vissuta inizialmente, ora, forse per la prima volta, sto vivendo nel «mondo» senza usare droghe e cercando di superare i miei problemi e le difficoltà che incontro giorno per giorno.

Tutto questo non da sola, ma con l'aiuto del mio potere superiore (Dio!) e degli amici di N.A.[2]

In questi giorni di festa il mio pensiero non può non andare a E. Sai, penso che nonostante tutto è una persona stupenda, e non lo dico perché lui è morto. Forse tu sai di cosa parlo. Comunque sono certa che lui è sereno. Sai, ieri era la festa della Madonna e mi sono ricordata di quando tu dicevi che assomigliavo alla Madonna ti ricordi? (Una Madonna un po' stralunata, però!).

Forse a Pasqua vengo a Londra e sicuramente ti vengo a trovare, non vedo l'ora. Salutami i ragazzi, anche chi non conosco, soprattutto quelli che passeranno le feste in carcere, se ancora vai. (Sai, anche E. le ha passate una volta).

Ti abbraccio,

Isabella

Da una città del nord Italia, 10 dicembre 1992

Carissimo Carmelo,

sono stata molto felice di sentirti poco tempo fa al telefono. Mi fa sempre piacere sentire la tua cara voce.

---

[2] Narcotici Anonimi: un'organizzazione per il recupero dei tossicodipendenti che organizza incontri periodici e discussioni.

Come ti ho detto le cose qui vanno abbastanza bene, e non mi sembra vero di poter festeggiare questo S. Natale con tutta la mia famiglia al completo. È proprio vero che «nulla è impossibile a Dio»!

La mia vita mi sembra un lungo flash di luce che è passato in mezzo a tante tenebre senza perdere intensità e calore: tutto questo non di certo per merito mio, ma per pura grazia.

Il mio Natale lo vivo in sobrietà: non amo la carta argentata e le stelline a lampeggio intermittente!

Per me Cristo nasce nei cuori dei poveri, dei tossici, degli alcolisti e delle loro madri quando si affidano a lui giorno per giorno, chiedendoGli la forza di vivere, malgrado tutto.

Il regalo che faccio ai miei figli è la piena accettazione di tutto quanto c'è in loro, senza giudizi o riserve. Per me non desidero nulla perché ho moltissimo: ho la fede, ho la vita e ho due figli ancora vivi malgrado tutto; quindi sono molto ricca.

La notte di Natale alla S. Messa pregherò nostro Signore per tutti insieme a te.

Ti sono sempre molto vicina, caro Carmelo, e spero che questa comunione spirituale possa giovare un po' anche a te come ha giovato e continua sempre a giovare a me.

Ciao, grazie per tutto quello che mi hai dato e ... coraggio! Ti abbraccio forte. Buon Natale!

Flora

PAOLO DI SARDEGNA

Paolo è stato a lungo invischiato nella droga. Spesso me lo sono visto comparire davanti come un cadavere ambulante e ho temuto per lui. Sono stato a visitare la sua famiglia in Italia. Ottime persone, oneste e buone, una famiglia numerosa (sono in tutto dieci figli) e ho trovato molta difficoltà a dire alla madre come stavano le cose, a raccontarle la verità sulla vita del figlio. Mi telefonava continuamente quella povera donna per avere notizie e alcune volte potevo dargliele perché il ragazzo si faceva vedere, altre volte no, perché scompariva per lunghi periodi.

Ad un certo punto l'ho invitato a fare le catechesi nella comunità neocatecumenale della parrocchia di Mile End nell'East End londinese, patria dei «cockneys». Ha seguito con interesse sia la catechesi sia gli incontri di comunità per un anno, ma non so se in quel periodo continuava a usare droghe. Se lo faceva non era certo mai come prima, perché nel complesso stava bene. Ha avuto un'esperienza molto forte con una famiglia italiana in missione a Peckham, un quartiere popolare a sud di Londra, dove c'è molta povertà e anche molta criminalità. Questa famiglia è lì da alcuni anni con i sei figli e ha seguito Paolo accogliendolo in casa come un figlio.

Ma dopo questo periodo, Paolo ha avuto una ricaduta molto forte e s'è immerso peggio di prima nell'eroina riducendosi ad uno scheletro. Si faceva vedere sempre di meno. Tempo addietro aveva iniziato una relazione con una ragazza di Milano, mandatami a Londra da un ex terrorista di

Milano che lavorava al progetto Exodus di don Mazzi. È stata una storia molto travagliata questa relazione perché erano entrambi tossicodipendenti. Poi Paolo ha deciso di entrare in un centro per disintossicarsi, ma dopo esserne uscito è ricaduto. È andato successivamente in una comunità a Bristol, ma anche lì tutto è andato a monte. Dopo tutti questi tentativi ho cominciato a cambiare strategia con lui e l'ho trattato freddamente. Inventava frottole a tutto spiano e io gli dicevo che se continuava così ci avrebbe lasciato la pelle. «Una cosa è certa» gli dicevo «che nella tua vita tu hai ricevuto una luce, per te si è aperta una porta che continua a restare aperta. Riprendi il cammino».[1]
Un giorno mi disse che voleva tornare a casa. Ero scettico, non gli credevo più perché già molte volte la madre gli aveva mandato i soldi per il biglietto e lui non era mai partito. Poi un giorno mi ha telefonato. «Ciao, sono Paolo. Sono a casa. Non ci credevi, eh? Sto bene, sto mangiando, lavoro in un bar e sono rientrato nel cammino nella mia parrocchia». Io sono stato felicissimo perché mi ero molto affezionato a lui e ringrazio Dio per come sono andate le cose. È un vero miracolo vedere come la situazione si è risolta.

Londra, dal carcere di Brixton, 30 aprile 1990

Ciao Carmelo, come va? Come già sai mi trovo in questa schifezza un'altra volta. Sapevo che prima o poi sarebbe capitato, però non avrei mai immaginato di star così male.

Sono solo pochi giorni che mi trovo qua, però mi sembrano anni. Prego Dio che finisca in fretta, e che sia l'ultima volta anche se questo non dipende da lui. Però sono convinto che quando uscirò, qualcosa di buono riuscirò a fare. E non lo dico solo perché ora mi trovo nei guai, credimi.

---

[1] Si riferisce al «cammino», l'iter di vita religiosa delle comunità neocatecumenali.

Mi viene molto difficile scrivere, anche perché come ti ho detto ho il morale a pezzi. Mi sento tanto solo, e l'unica cosa che mi consola è sapere che lassù c'è qualcuno che mi ama. Ormai non posso che credere in lui. Perfino DEBORAH, e dire che contavo tanto su di lei, mi ha abbandonato, o quasi.

Speravo tanto che mi venisse a trovare e invece non si è proprio fatta viva. Forse è questa la cosa che più mi abbatte, o per lo meno la più grande. Prega per me affinché Dio mi aiuti nella mia solitudine.

Scusami tanto di questo sfogo, ma ne avevo proprio bisogno. Vorrei piangere ma qua non si può fare neanche questo.

Ti saluto con un abbraccio come un fratello. Salutami Pino, Giovanna e Maria Laura.

A presto e prega per me,

Paolo.

P.S.: Se puoi mandami qualcosa. Se vedi DEBORAH dille che le voglio tanto bene. Ciao.

Londra, dal carcere di Brixton, 6 maggio 1990

Carissimo Carmelo, ho ricevuto la tua lettera questa mattina. Anche se molto breve mi ha riempito di gioia. Grazie, e grazie anche per i soldi.

Qua va abbastanza bene, e anch'io ora sto molto meglio.

Martedì ho visto Deborah, anche se ho visto che non stava tanto bene (piuttosto sbattuta), mi ha fatto molto piacere.

Ti ringrazio per quello che le stai dando, ne ha proprio bisogno, anche se ho paura che si perda un po' troppo. Ho l'impressione che sia molto debole, e troppo presa dalla roba. Io purtroppo non posso fare gran che, quindi ti chiedo di starle il più vicino possibile, anche se so che fai già tutto quello che puoi per lei.

Mi ero illuso che dopo queste tre settimane sarei uscito, però pochi giorni fa ho visto l'avvocato. Per quello che dice lui, se mi danno tre mesi sono molto fortunato e quindi mi ha detto di aspettarne di più, anche sei. Prego Dio che mi aiuti perché ne ho proprio bisogno.

Comunque, a parte le cose brutte, ho anche qualcosa di buono da raccontarti.

Desideravo tanto poter avere una BIBBIA qua, ebbene ne ho trovato una in biblioteca, non puoi immaginare quanto mi abbia fatto piacere, la leggo sempre e mi aiuta tanto.

Per di più oggi sono venuti a trovarmi Pino e Giovanna,[2] quei pochi minuti che abbiamo passato assieme sono stati molto belli (nonostante mi abbiano riempito di tristezza per quanto riguarda DEBORAH).

Abbiamo parlato dell'ultimo incontro che avete fatto, mi hanno detto che è stato molto bello, che peccato non esserci. Comunque mi sono fatto dire che Vangelo avete letto, così dopo mi sono fatto un incontro tutto da solo.

A parte gli scherzi, è molto bello quel passo, già lo avevamo letto in casa di Pino una sera che abbiamo fatto i Salmi con loro, è stato molto bello e alla fine ne è uscito un piccolo incontro a quattro, che mi ha fatto stare stupendamente.

Bene Carmelo, per il momento non mi viene nient'altro da dirti. Scusami se la lettera è un po' scarabocchiata, ma non ho voglia di ricopiare.

Purtroppo non posso darti notizia di N. perché non sono più in ospedale, e quindi non lo vedo, purtroppo so che era in F,[3] e per questo non è che stesse bene, spero per lui che sia riuscito a farsi trasferire.

---

[2] La famiglia italiana in missione a Peckham.

[3] Braccio del carcere in cui sono ospitati i detenuti con turbe mentali.

Ti abbraccio con grande amicizia, aspetto al più presto tue notizie, dai un saluto a tutti i disperati della baracca da parte mia, anche a quelli a cui non sono simpatico.

Grazie ancora per tutto. Abbraccia DEBORAH da parte mia. Ti voglio un mondo di bene. Prega per me.

Ciao,

Paolo.

P.S.: Se chiamano i miei, di' qualcosa, digli di non preoccuparsi e che non capiscano che sono messo male. Grazie ancora. Ciao.

Chiedi a DEBORAH se ha fatto quello che le ho scritto e che mi faccia sapere al più presto, soprattutto per l'avvocato. È molto importante. Ho anche bisogno di vestiti e di scarpe. Ciao ancora.

Da un ospedale per la disintossicazione a Londra, 7 novembre 1991

Caro Carmelo, probabilmente sai da Roberto[4] che mi trovo in ospedale.

Voglio dirti che, a parte la mancanza di Deborah, mi trovo molto bene. Tra un paio di giorni finisco la cura col META,[5] e sono molto contento per questo. Volevo passare a salutarti ma non ne ho avuto il tempo. Veramente sono stato lì in chiesa, ma tu eri assente.

Sinceramente non so proprio cosa scriverti, è la terza o quarta volta che provo a farlo. Purtroppo non ho tanto da raccontare perché sono qua da poco tempo e per il momento non ho fatto niente di particolare. Mi piacerebbe se tu venissi a trovarmi, ma so che è molto lontano, e capisco che

---

[4] Padre Roberto Russo, uno dei due sacerdoti della chiesa italiana di Londra.

[5] Metadone.

non hai tanto tempo. In ogni modo non posso ricevere visite prima del 15 novembre. Questo nel caso ti capiti mezza giornata libera.

Per il momento è tutto quello che ho da dirti. Rispondimi presto. Aspetto tue notizie.

Prega per me.

Paolo

Londra, 29 novembre 1991

Carissimo Carmelo, LA PACE DI CRISTO SIA SEMPRE CON TE. Prima di tutto voglio ringraziarti per il materiale che mi hai spedito. Sto molto meglio adesso (GRAZIE A DIO) e posso scrivere qualcosa di più di me. Tutta la mia vita è stata un fallimento, uno dopo l'altro. Ho girato per otto anni mezza Europa, cercando chi sa chi o che cosa. Però nessuno dei fallimenti precedenti è stato tanto SHOCKANTE come l'ultimo.

Lo capisco solo adesso cosa stavo per buttare via (IL PERDONO DI CRISTO) per tutti i miei errori e per tutto il fango che ho buttato addosso alla gente per dieci anni. Per tutto questo tempo ho sentito addosso il giudizio della gente e ho giudicato questa gente. In principio, e sino a poco tempo fa, si può dire che ho odiato anche i miei genitori, per tutto quello che mi imponevano di fare a cui io non ho mai dato ascolto. Li detestavo perché eravamo una famiglia povera e numerosa, e perché io non potevo avere quello che gli altri avevano.

Mi chiedo come possa il Signore amare una persona come me e certe volte mi è difficile accettare questo, perché neanche io riesco ad accettarmi.

Però ora mi rendo conto del male che ho fatto ai miei e a tutte le persone che in qualche modo mi hanno voluto bene.

Non so se un giorno riuscirò a liberarmi da queste colpe. Penso che non mi sarà mai possibile. E in ogni caso ricordarle forse mi aiuterà ad andare avanti in questo cammino. Per essere onesto con me stesso, non è per niente facile e molte volte vorrei scappare da questo mondo. Però mi rendo conto come non posso più farlo, che posso avere qualcosa di più dalla vita di quello che ho avuto sino adesso. Ti sembrerà stupido, però sino a poco tempo fa, credevo che la mia vita fosse fare il TOSSICO, e in certo modo mi ero rassegnato ad accettarla. Ora non mi resta altro da fare che sperare che almeno Dio mi accetti per quello che sono. VERAMENTE è l'unica cosa importante in questo momento. Ti chiedo scusa per questo mio sfogo. Ma ho bisogno di svuotare il mio CUORE dalla SPAZZATURA che contiene. Spero di poterti riabbracciare al più presto. Così posso parlarti di persona, scrivere lettere non è il mio forte. Prega per me, un forte abbraccio di pace.

Paolo

P.S.: Se Lorenzo[6] o qualcuno delle famiglie viene a trovarmi ti sono molto grato se mi fai avere del TABACCO.

Scusa, ma sono proprio senza una lira.

Londra, 4 dicembre 1991

Carissimo, scusa la mia insistenza nello scriverti. Spero di non essere troppo invadente.

La verità è che mi sento solo, abbandonato da tutti. Ho come l'impressione di trovarmi in mezzo a una bufera, il vento mi sposta e non riesco a trovare niente a cui aggrapparmi. Cerco di concentrarmi sul mio futuro, però non riesco a vedere nessuna luce nel buio che ho davanti a me. E devo ammettere che questo mi fa paura, ho terrore di questa oscurità.

---

[6] Il padre di un'altra delle famiglie neocatecumenali italiane in missione a Londra.

Voglio confessarti che in questo momento mi è difficile anche accettare il perdono di Dio non perché non credo, ma in questo momento non riesco ad accettarmi e quindi non riesco ad amare me stesso per quello che sono. Continuo a guardare dentro di me per trovare qualcosa di positivo, ma ho come l'impressione di essere dentro un pozzo da cui non riesco a uscire.

Sono convinto che questa sia l'ultima possibilità di uscire da questo tunnel, e mi sembra di passare il momento più brutto della mia vita.

Ho tanto bisogno dell'aiuto di Dio per andare avanti in questa strada. Ho provato tutto ormai, e non vedo nessun'altra via. Per dieci anni ho cercato qualcosa senza sapere veramente quello che volevo dalla vita. Ho letto in una tua intervista sul libro che hai pubblicato, in cui ti chiedi «Cosa la società non ha dato a noi giovani». Ma la verità piuttosto è cosa pretendevamo noi dalla società e non vedo nessuna distinzione tra politici e ragazzi come me che hanno cercato rifugio nella droga. In ogni caso siamo stati fuori dalla società.

Dio solo sa quello che abbiamo sofferto e quanto abbiamo fatto soffrire. Iniziando dalle nostre famiglie per lo meno per quanto riguarda me.

E sapere che CRISTO è morto per salvare gente come noi, credimi mi fa solamente vergognare del mio passato.

Grazie per quello che fai per me. Che la pace di Cristo risorto sia sempre con te.

Prega per me. Un abbraccio. Spero di poterti vedere presto.

Paolo

Bristol, 3 febbraio 1992

Carissimo Carmelo, come vanno le catechesi?[7] Immagino bene!

Mi piacerebbe tanto essere lì e poterle ascoltare ancora una volta, mi sembra che sia passato tantissimo tempo da quando andavo a Mile End. «È solo un anno». Ma penso che questo dipenda dal fatto che non ho frequentato tanto la comunità. In ogni caso spero di poterlo fare al più presto.

Sto passando un momento abbastanza difficile. Il programma che sto seguendo in questo posto è molto deprimente.

Mi rendo conto che mi aiuta tanto e ne ho bisogno. Però molte volte è difficile da seguire.

Per di più, mi sento molto solo, nonostante abbia attorno cinquanta persone. È strano ma è vero.

L'unica compagnia che ho è la mia Bibbia, però onestamente non la sto usando molto in quest'ultimo tempo. La mattina e durante il giorno ho proprio poco tempo. E la sera quando vado a dormire sono stanchissimo e tante volte prego senza prima leggere come faccio di solito. Non vado neanche in chiesa la domenica perché l'unica chiesa che c'è nel villaggio non è neanche cattolica e l'unica volta che ci sono andato non mi è proprio piaciuta.

Mi dispiace non poterti scrivere più spesso però ho pochissimo tempo per farlo. Spero di poter avere al più presto tue notizie.

Mi dimenticavo di dirti che ho scritto una lettera ai miei dicendo dove mi trovo e perché. Penso che sarà un colpo per mia madre. Però non me la sentivo di continuare a raccontare balle.

---

[7] Si riferisce alle catechesi delle comunità neocatecumenali nella parrocchia di Mile End a Londra.

Tra un po' avrò la risposta e ti sarei grato se puoi parlarci per telefono un giorno. In modo che non si preoccupino tanto.

So che hai esperienza con le mamme.

Ti abbraccio forte. La pace di Cristo risorto sia sempre con te. Prega per me. A presto.

Paolo

VITO DI ROMA

Un ragazzo molto fragile, indifeso, soggetto ad alti e bassi. Mi ricordo quando gli morì il papà, io gli comprai il biglietto per andare ai funerali in Italia. Questo non se l'è mai dimenticato. Poi è tornato, ha passato lungo tempo in comunità; ma poi, una volta uscito, ha ripreso a rifarsi.
Con me è stato sempre molto sincero. Se veniva a trovarmi dopo essersi drogato, non cercava di nasconderlo, ma me lo diceva. Non ha mai spinto per avere qualcosa. Ha sempre lavorato bene, ma tutti i soldi che guadagnava li spendeva in droga. Ancora adesso viene sempre a trovarmi e a salutarmi. Ultimamente è entrato in ospedale per disintossicarsi e sembra deciso a smetterla definitivamente anche perché ha un'età non più giovane.
L'ho visto spesso piangere di un pianto genuino e sincero, spesso in forte stato di depressione. Ma ha sempre avuto un rispetto immenso per me e mi è sempre stato riconoscente. Ha sofferto molto per la famiglia e a volte egli stesso prova profonda vergogna della sua vita.

Londra, dal carcere di Brixton, 16 febbraio 1985

Caro Carmelo, sono stato trasferito a Brixton e ciò non mi ha rallegrato, ma il 4 marzo andrò in tribunale. Come sai, ho scritto alla Phoenix House[1] ma mi hanno risposto che era pieno e quindi non possono aiutarmi. Sono quasi quattro mesi che sono carcerato, ma scarcerato da quella prigione che è l'eroina. Per quasi cinque anni sono stato prigioniero. Mi sembra di essere risuscitato riscoprendo molte cose che erano state messe in disparte. Lucidità, interesse nella vita, fede in Dio, e tanta voglia di amare. Ho tanta voglia di tornare in libertà, ma anche un po' di paura perché in prigione non toccare droga è facile, ma fuori è tutt'altra cosa. Qui non c'è occasione ma so benissimo che quando sarò fuori le occasioni saranno molte. Questo non perché non sono forte a dire di no ma perché avrò molta difficoltà a immettermi nella vita che tutti conducono.

Qui i giorni sono molto noiosi e pieni d'angoscia ma ho fede in Dio e sono sicuro che non m'abbandonerà. Ho scritto anche alla Ley Community[2] perché, credimi, una volta che sarò fuori ho veramente bisogno di aiuto e non saranno certo i miei amici né i miei parenti che potranno aiutarmi perché loro la mia sventura non la capirebbero certo.

Ti ringrazio molto per quelle quattro righe perché ricevere corrispondenza mi fa piacere. Scusami l'italiano sgrammaticato, ma sono moltissimi anni che non prendevo carta e penna. Come sai, di tempo libero, di ore vuote, ce ne sono anche troppe, quindi il tempo di dire una preghiera per te non manca. Cari saluti,

Vito

Londra, dal carcere di Wandsworth, 8 marzo 1985

Caro padre Carmelo, siamo Vito e Mauro che ti scriviamo. So che tu dirai: è tanto tempo che non ti scriviamo, cioè Vito, lui ti ha scritto. Mandaci qualcuno a trovarci,

---

[1] Comunità terapeutica per il recupero dei tossicodipendenti a Londra.

[2] Comunità per tossicodipendenti nei pressi di Oxford.

mandaci il nome e cognome così io e Vito possiamo mandare il V.O.[3] Però mandaci due lettere differenti, OK, perché per adesso siamo insieme e non sappiamo se ci dividono. Poi ti voglio parlare per chiederti alcune cose. Ho saputo il fatto di C.,[4] spero molto che si salvi. Antonello come sta? Spero che a lui non sia successo niente. Se mi hanno dato due anni ingiustamente, oramai non c'è bisogno di recriminare. OK, lasciamo stare.

Scusami se ti ho scritto così in fretta. Tu come stai? Tutto ti va bene? Ti lasciamo con la penna se non con il cuore.

Tanti saluti da parte mia e Vito.

A presto, scrivici, OK ciao.

Mauro e Vito

P.S.: Vedi che abbiamo due V.O. Vedi tu cosa puoi. Ho parlato con il padre di Wandsworth. Noi ti aspettiamo presto.

Dal carcere di Northeye,[5] 5 aprile 1985

Carissimo Carmelo, qui le cose non vanno per il verso giusto. Ti scrivo chiedendoti di aiutarmi, sempre nelle tue possibilità. Ti ringrazio ancora per la tua visita ricevuta, sperando che almeno per te vada tutto bene. Scusami se

---

[3] *Visiting Order*: autorizzazione del carcere a visitare un detenuto, concessa su richiesta di quest'ultimo. Serve solo per i detenuti condannati. Può essere inviata a parenti o anche ad amici o persone estranee che siano disposte a far visita ai detenuti. Nelle carceri inglesi, purché non di massima sicurezza, i detenuti in attesa di giudizio possono invece ricevere una visita al giorno da chiunque, senza richiesta precedente da parte loro. Chi invece è stato condannato, può ricevere visite, ma ad intervalli più lunghi, da parte delle persone che ha chiesto di vedere.

[4] Il primo ragazzo italiano tossicodipendente morto di AIDS a Londra.

[5] Località nel nord-est dell'Inghilterra.

non ho parlato molto in tua presenza, ma non mi piace far sapere i miei problemi a persone che me ne creerebbero altri. Come hai potuto sentire anche tu, qui la roba gira, se fosse per me non me ne fregherebbe niente, ma c'è Mauro che non fa altro che tentarmi e devo dirti, anche se con dispiacere, che mi ha convinto già una volta. È come il diavolo, si sente spacciato e non fa altro che convincere gli altri per la sua via.Credimi, sta diventando veramente pesante, tanto che a volte vorrei chiedere il trasferimento. Se fossi sicuro che mi mandassero direttamente a High Point[6] o in altre prigioni uguali a questa l'avrei chiesto, ma la mia paura è di ritornare a Wandsworth. Non mi piace parlare degli altri, ma neanche che gli altri intralcino la mia strada.

Come ti avevo detto, sono stato molto tempo senza toccare roba e avevo riscoperto molte cose belle. Poi ad un tratto ti vedi crollare tutte le tue buone intenzioni, non fa molto piacere. Devo dirti che da una settimana a questa parte sto diventando molto nervoso e non so nel futuro cosa accadrà. So solo che se scoppio non so cosa succede.

Ho fiducia in te e sono sicuro che farai del tuo meglio. Il prossimo mese esce C. Sono molto contento, è un vero amico.

Ti faccio i miei migliori auguri. Mi farebbe piacere ricevere qualche rivista e libri, se puoi mandarli. Sapere quello che succede in Italia interessa.

Un casino di saluti,

Vito

Dal carcere di Northeye, 18 maggio 1985

Caro Carmelo, scusami per la mia lettera precedente, facendoti sapere che mi sono ripreso e che sto passando un periodo migliore. Se ti ho scritto è perché la roba è veramente bastarda e come tu sai io sono contrarissimo a usarla,

---

[6] È un carcere nel sud-est dell'Inghilterra, più aperto di quelli londinesi.

ma purtroppo quando ce l'ho davanti mi ipnotizza e così tutta quella buona volontà che avevo avuto nei miei precedenti mesi te la vedi cadere addosso. Ma ti dico che non ci sarà una seconda volta perché sono proprio stufo. Spero che ti vada nel migliore dei modi anche perché penso che anche tu avrai il tuo da fare. Ho telefonato a mia sorella e ti manda un casino di saluti. Qui i giorni passano nel migliore modo possibile. Spero proprio che ottobre arrivi presto. Sai non voglio aspettare altri due mesi in deportazione.

Ti faccio i miei migliori auguri e prega per me perché ne ho proprio bisogno.

Vito

Dal carcere di Northeye, 8 giugno 1985

Caro Carmelo, ho ricevuto i saluti da parte di Mauro, mi ha fatto molto piacere. Spero che avrai passato delle buone vacanze sotto il sole romano. Qui le cose procedono sempre nel medesimo modo, però [i giorni] mi sono volati via. Mi sono rimasti solo tre mesi e spero che anche questi volino in fretta. Scusami se continuo a rivolgermi a te, ma voglio farti sapere che non ho ancora ricevuto il passaporto, la carta di identità e la patente da parte di John Zani,[7] quindi se puoi sollecitarlo ancora una volta ti sono molto grato perché qui penso che mi faranno aspettare ancora un mese in deportazione. Spero di rivederti il più presto possibile, comunque fammi sapere qualcosa sul fatto dei documenti.

Tanti saluti.

Vito

---

[7] Il suo avvocato.

Roma, 15 novembre 1987

Carissimo padre Carmelo, spero che anche tu stai bene sia fisicamente che moralmente. Quanto a me sto bene fisicamente, quanto al morale così così perché sono ricoverato in una clinica. Nulla di grave comunque. Sono appena dieci giorni che ho passato l'astinenza, sto aspettando solo la risposta delle analisi perché non appena sarò uscito da qui sarò in comunità. Non so di preciso ancora quale perché mia sorella ed io ne stiamo contattando più di una.

Quanto a me non so che raccontarti perché sarebbero le solite cose e i soliti reati. Fortunatamente questa volta non sono finito in prigione, grazie a degli amici bravi che mi hanno ripreso per i capelli. Comunque, caro padre Carmelo, questa volta è veramente la volta buona perché sono proprio stanco. Non sono sicuro se lo farò ma ho in mente anch'io di fare qualche missione buona, forse rimarrò per sempre in comunità, oppure mi impegnerò ad aiutare gente bisognosa, perché mi sono accorto che fino adesso di bene ne ho ricevuto molto e seguito ancora a riceverlo sia da parenti che da bravi amici, ma io fino adesso non ho dato mai niente. ... [Ti ho] pensato moltissime volte, pregando anche di incontrarti a Grottaferrata, perché proprio tu mi dicesti che ci saresti capitato, ma la tua lettera molto bella mi ha spiegato tutto, spero che mi risponderai presto.

Prega per me perché in questo momento ne ho veramente bisogno.

Un abbraccio anche da parte mia. Ciao,

Vito

VALERIO DI NOVARA

Il mio incontro con Valerio risale a molti anni fa. Era stato accusato di omicidio colposo, dopo la morte di S., un ragazzo che si era bucato insieme a lui, e aveva il terrore di una sentenza pesante. Poi riuscì ad ottenere la libertà provvisoria e tentò di fuggire dall'Inghilterra, ma all'aeroporto lo ripresero. La sentenza fu comunque molto lieve.
Ha avuto un buon rapporto con i genitori. L'ho risentito dopo molti anni e mi ha scritto che era diventato un artista. Sono stato molto contento per lui e per il successo che pare sia riuscito ad ottenere.

Londra, dal carcere di Ashford, 19 settembre 1979

Caro Carmelo, vorrei chiederti un favore. Addezio[1] mi ha detto che probabilmente quando arriverò in Italia mi faranno un altro processo per il fatto che S. era italiano. Sarebbe pazzesco. Potresti telefonare a mia madre e dirle di avvertire l'avvocato perché si interessi subito se succederà qualcosa al mio ritorno. Ti prego di farle capire l'importanza della cosa. Aspetto una tua risposta con ansia, anche riguardo ai miei bagagli.

Scusami e grazie.

Valerio

[1] Il suo avvocato difensore.

Novara, 22 dicembre 1979

Padre Carmelo, la ringrazio tanto del suo interessamento e dell'aiuto che eventualmente potrà dare a Valerio, in tutti i modi, perché possa ritornare sulla strada giusta e ritrovare se stesso.

Un ragazzo così sensibile ed affettuoso ridotto così da quella immonda bestiaccia. È veramente irriconoscibile; io non riesco a perdere la speranza di riaverlo come prima.

Può risalire perché ha tante risorse, prima fra tutte la pittura. Se non avesse fatto quella brutta esperienza sarebbe già sulla via, perché qua era già conosciuto da gente che ne valutava le capacità e le eventuali possibilità di esprimersi. Ancora non so darmi pace di una cosa così brutta. Padre, lo aiuti, la prego e spero tanto tanto che non sia responsabile della morte di quel povero ragazzo. Penso a quella povera madre, ma non tanto più infelice di me.

Non ho ancora detto a mio marito come stanno le cose, ho detto che lavora e sta cercando di tirarsi fuori, non trovo il coraggio anche perché non so prevedere la sua reazione data la sua malattia e così cerco di evitare, naturalmente finché è possibile, la brutta notizia.

Padre, com'è la prigione? Fanno qualcosa di utile per questi casi? Aiutano?

La ringrazio ancora una volta, Padre, e voglia accettare i miei saluti più cordiali.

Renata

Novara, 25 gennaio 1980

Caro Padre Carmelo, come può scusarci del disturbo? Noi la ringraziamo molto. Questa è vera carità cristiana.

Ancora la prego di aiutare in tutto Valerio e anch'io farò tutto quello che mi è possibile fare. Le mando i documenti ma quello dove lavorava mi è impossibile perché lavorava in proprio. Si faccia spiegare da Valerio tutta la situazione perché anche mio marito ha cessato l'attività e continua con questa depressione e con alti e bassi.

Caro Padre, io mi auguro con tutto il cuore che questa brutta cosa finisca bene e Valerio possa trovare una strada per iniziare qualcosa per l'avvenire almeno per un certo periodo di tempo via da casa perché ho troppa paura che qui possa ricominciare facilmente, appunto anche per la situazione familiare che è veramente impossibile. Ma più tardi riparleremo di tutto e speriamo di poter risolvere anche questo problema.

Metto anche un biglietto per Valerio e spero che abbia ricevuto la mia lettera. Mi faccia sapere se ha bisogno di qualche cosa.

Le porgo tanti cari saluti e ancora un semplice grazie.

Renata

Novara, 7 marzo 1980

Caro Padre Carmelo, ho ricevuto la sua lettera. La ringrazio molto della sua sollecitudine e delle belle parole di speranza. Ne ho veramente bisogno e spero anch'io che un giorno cambi questo brutto periodo e torni il sole anche per noi tutti.

Mi dispiace di averla importunata con quella telefonata ma è stato un momento veramente brutto. Erano così certi di aver visto Valerio in condizioni spaventose che ho dovuto telefonare. Sembra invece che è sereno aspettando il processo e speriamo che i suoi progetti siano rientrati nella realtà. Perché io, Padre, sono abituata a guardarla in faccia, la realtà, per brutta che sia, ed affrontarla per uscire dai guai.

La ringrazio tanto ancora padre Carmelo e sono sempre più serena sapendo che Valerio ha vicino, in un momento così brutto della sua vita così giovane che dovrebbe essere solo felicità e speranza, persone sensibili e capaci.

Le auguro molti giorni felici e tranquilli.

Tanti cari saluti.

Renata

Novara, 23 marzo 1980

Caro Padre, la ringrazio della sua lettera. Come chiedeva Valerio mi sono messa in contatto con il fratello di S., abbiamo parlato a lungo, è un caro ragazzo, naturalmente ancora pieno di dolore e anche di rabbia, ma il suo odio, mi scusi la parola, padre, va agli spacciatori, i veri responsabili di questo triste mercato. Mi ha raccontato tutto. Mi ha detto di stare tranquilla, che lui non verrà al processo e sa che a Valerio sarà dato il minimo della pena e quindi è facile che dopo il processo venga rilasciato. I testimoni potranno anche essere interrogati. Gli dica padre di non ascoltare sempre tutto e tutti.

La ringrazio e la saluto caramente.

Renata

Novara, 21 maggio 1980

Caro Padre Carmelo, mi scuso molto del ritardo ma ho atteso di poter incontrare Michele che mi aveva detto di doversi assentare, poi sarebbe venuto, però finora non ho saputo più nulla. Ora io non so se lui non vuole scrivere la dichiarazione come gli avevo chiesto per telefono perché quando lo avevo incontrato mi aveva detto che non sarebbe venuto al processo. Però quello che aveva dichiarato lo avrebbe cambiato per riguardo a sua mamma dato che è la verità.

Mi aveva assicurato che la condanna sarebbe stata lieve. Penso, padre, di aspettare che venga lui, di non ossessionarlo con delle richieste che non si sente di fare, perché mi aveva detto che poteva perdonare Valerio, date le circostanze, ma che non doveva dargli ancora quella maledetta roba. Io, Padre, sinceramente non mi sento di giudicarlo. Io spero che vada bene ugualmente anche senza questa dichiarazione come già pensavo prima, perché anche qui sono indulgenti in queste circostanze. Ad ogni modo affidiamoci al buon Dio. Se ci sono novità, scriverò subito. La ringrazio tanto tanto e dica a Valerio che più importante di tutto è che guarisca dalla sua brutta malattia.

Ciao, Padre, e tanti cari saluti.

Renata

Novara, 7 luglio 1980

Caro Padre Carmelo, ho ricevuto una lettera da Valerio dove mi dice che il processo sembra fissato per il 21 luglio, che ha buone speranze. Speriamo finisca tutto bene e veramente che sia l'inizio di un domani sereno.

Padre, la ringraziamo tanto per quello che dà a Valerio, perché questo ha avuto grande valore per lui e per me. Quando tutto sarà finito, spero un giorno di conoscerla ed esprimerle tutta la mia riconoscenza, perché in questo triste periodo lei è stato davvero un punto d'appoggio che mi ha lasciato respiro, altrimenti mi chiedo tante volte come avrei fatto ad avere contatti sicuri nell'impossibilità come ero di muovermi e poi per Valerio è stato molto importante. Ha avuto l'aiuto morale di cui aveva tanto bisogno.

Speriamo siano gli ultimi giorni di attesa che sono sempre i più brutti.

Cari saluti. Ciao,

Renata

Londra, dal carcere di Pentonville, 11 agosto 1980

Caro padre Carmelo, ti invio questa lettera per:

Cari Papà e Mamma, mi ha fatto moltissimo piacere ricevere la vostra lettera, specialmente perché scritta da papà, ma mi ha lasciato anche molto male perché mi ha fatto capire ancor più di prima tutti i miei sbagli, soprattutto verso papà, e mi rendo conto che il comportamento di me e Marcello è stato la causa maggiore della sua crisi, ma non potevamo rendercene conto. Il vederlo così per noi è stato tremendo facendoci perdere il rispetto per lui, reagendo a ciò in maniera sbagliata, essendo anche noi deboli di carattere e troppo giovani per capire ed aiutarlo. Ora non che io sia maturato completamente, ma capisco di essermi comportato nel peggiore dei modi, di non aver mai mostrato comprensione ed affetto nei suoi riguardi, ma purtroppo ho un bruttissimo carattere e devo cercare di cambiarlo per non fare più cose di cui dopo mi pentirei. E questa lettera che prima non avrei mai scritto è una di quelle cose che poi mi sarei pentito di non aver fatto.

Comunque, sono sicuro che ci hai sempre capiti, solo che in quel periodo eri tu che avevi bisogno di essere capito. E il nostro buttarci nella droga è stata la soluzione più comoda che avevamo a portata di mano senza pensare alle conseguenze, per la fretta di distruggerci.

Ora che ho scritto questa lettera sto molto meglio e se la spedirò spero che starai molto meglio anche tu.

Sono contento che lì le cose vadano meglio e spero andranno ancora meglio in futuro. Sono sicuro che se Marcello vorrà, dipende da lui, si metterà a posto, deve solo cancellare il passato senza pensare alle cose che ha subito o agli sbagli che ha fatto.

Quando tornerò, spero di trovare la Lara dimagrita e la mamma un po' tranquilla. Credo che ne abbia bisogno dopo quello che ha passato.

Vi saluto e vi abbraccio tutti.

Valerio

Novara, 29 gennaio 1990

Carissimo Carmelo, anche per me sentirti per telefono è stata un'immensa gioia.

Nella vita si incontrano molte persone ma poche sono quelle che hanno un posto importante al di là della continuità di frequentazione. Vi sono persone e circostanze che vedi e vivi per un solo attimo, ma che diventano importanti e a volte sono proprio le persone a te più care che per circostanze di vita non vedi e non senti per lungo tempo e a volte mai più, ma hanno sempre quel posto dentro di te, perché sono state una presenza reale in un preciso momento della tua vita.

In carcere era come se tu fossi l'unico appiglio alla realtà. In quell'incubo che stavo vivendo, ricordo che vivevo ciò che mi stava succedendo da spettatore, come in un film, in cui io ero il protagonista. Mi sembrava troppo irreale che fosse tutto vero ciò che stava accadendo. Nella mente umana, quando l'equilibrio è in pericolo, scattano degli strani meccanismi, che a volte sono la salvezza.

Ora ti farò una breve cronistoria del dopo Londra.

Tornato in Italia, ricominciai a bucarmi, sprofondai, se era possibile, ancora più in basso. L'esperienza del carcere anziché aiutarmi a risalire mi aveva indurito maggiormente. Avevo perso ogni dignità, mi facevo moltissimo, ero diventato violento, rubavo, scippavo, spacciavo, e dentro di me era scattato un meccanismo di odio e di distruzione verso me stesso e tutto ciò che mi circondava. Poi successe una cosa tremenda, ma che forse fu l'inizio della mia risalita. Mio fratello, anche lui tossicodipendente e in grave crisi psichica da diverso tempo, si uccise, impiccandosi. Per me fu un vero shock. Entrai in uno stato vegetativo, non m'importava più di niente, neanche la roba riusciva a scuotermi. Ricordo che più volte sentii l'impulso di uccidermi. Ero in uno stato che alla luce di oggi penso di definire come crollo nervoso.

In quel periodo conobbi una persona — anche questa rientra nelle persone «importanti» — che mi aiutò molto. A casa non riuscivo più a stare e con questa persona andai a Milano presso suoi amici. Qui iniziai lentamente a riprendermi, grazie all'affetto di cui ero circondato, ma ben presto ricominciai a bucarmi. Intanto la persona che mi aveva aiutato stava per partire, andava in Sicilia con altri per aprire una cooperativa agricola nei pressi di Palermo. Mi proposero di seguirli e ci andai. Stetti in questa cooperativa per circa due anni. Qui smisi di bucarmi. Fisicamente stavo bene. Ripresi a dipingere e scolpire, ma non riuscivo a risolvere i miei problemi psicologici, quelli che mi avevano portato a farmi. La mia incapacità di vivere era una lotta, un conflitto interiore quotidiano, ero continuamente in crisi, quando conobbi un'altra persona «importante» a capo di tante altre anch'esse «importanti» e determinanti per la mia vita. Conobbi Paolo Tredeu della Comunità Rinascita di Siracusa e subito dopo questo incontro maturai la decisione di andare in questa comunità terapeutica e tentare anche questa carta. Il programma durò circa 27 mesi. Fu molto duro, ma allo stesso tempo meraviglioso. Ricominciai a vivere, iniziai a conoscermi, a prendere atto delle mie difficoltà, dei miei limiti, dei miei bisogni, imparai ad accettarmi, a volermi bene anche con i miei difetti. A poco a poco iniziai un viaggio meraviglioso dentro me stesso, imparando a gioire e soffrire, a capire i miei problemi e quindi quelli degli altri, la vita e l'importanza di esserne protagonisti.

Terminata la comunità, rimasi circa due anni a vivere a Siracusa, ripresi a dipingere e a scolpire questa volta sul serio, iniziai a fare delle mostre. La Sicilia è bellissima, vi è ancora una dimensione umana, il calore della gente, i colori, il sole, il mare. Però purtroppo per il mio lavoro non ci sono molte possibilità a livello artistico, è più funzionale vivere al nord, per cui a malincuore tornai a casa, e da qui andai per un certo periodo a Carrara, dove imparai a scolpire il marmo. Ora ho fatto una mostra a Torino con la Regione Piemonte, ed è andata decisamente bene. Sto iniziando ad avere buoni contatti, per ora ci sono solo molte parole. Soldi non ne vedo mai, ma sono contento. Mi ritengo molto fortunato e se ho momenti di sconforto basta che mi volto indietro a guardare che mi risollevo. Sai io penso che tutti possano cambiare, io non avrei dato una lira per me stesso, ma oggi credo nell'uomo, nelle sue grandi possibilità.

A presto. Con affetto,

Valerio

GIGI DI MILANO

La storia di Gigi è ancora tutta da scrivere. Giunto a Londra dall'Italia vari anni fa, ha sempre lavorato. Ma ha continuato a bucarsi. Quando ha saputo di essere sieropositivo, ha reagito con abulia. Solo in seguito è caduto in crisi profonda, anche se ha continuato per un periodo a lavorare. Fino a quando ha avuto la forza di farlo. Poi ha smesso. Viene spesso a trovarmi, passiamo lungo tempo insieme. Ma spesso mi scrive, perché riesce meglio a comunicare così il suo dolore. Le sue lettere sono un grido disperato di aiuto. Ha sempre avuto per me molti riguardi. Ora mi considera l'unico suo appoggio. Lo vedo spegnersi giorno dopo giorno e il mio cuore è in pena.
Come lui sono tanti i ragazzi, tanti gli italiani che si trovano a Londra nelle sue condizioni, spesso soli, spesso senza nessun appoggio familiare. Per alcuni c'è la luce della fede, per altri solo un grande, terribile vuoto. Hanno bisogno soprattutto di amore e di solidarietà. Ma questi sono doni che è difficile dare. Molti muoiono completamente soli.

Londra, 13 aprile di un anno qualsiasi

Caro amico, ti scrivo perché parlarti mi sarebbe impossibile, non riesco a parlare con nessuno senza mettermi a piangere, neppure con Gesù. Ma con lui non mi dà fastidio piangere e in più non cerco neppure di consolarmi con frasi sentite migliaia di volte e che più che farti bene ti umiliano e ti bruciano il cervello.

Gesù mi ascolta solamente, non mi giudica, non mi consola. HO PAURA, Carmelo, ho paura di morire. Tre anni fa mi hanno detto che ero HIV positivo e mi ricordo che il dottore che mi diagnosticò si aspettava qualche reazione da me: una reazione disperata, violenta, d'incredulità alla notizia che mi stava dando. Reazione che realmente non ho avuto, ho semplicemente ascoltato come se mi fosse stato detto che avevo un'appendicite; ho ringraziato e me ne sono andato. Da quel giorno ho dimenticato, non ho dato più peso e valore a quelle parole: HIV. Ho continuato a vivere tranquillamente, senza pensarci. Non stavo mentendo a me stesso, non fraintendermi, semplicemente non ci pensavo.

Ma ora, da qualche tempo a questa parte non penso ad altro, penso solo a quello e alla morte orrenda a cui giorno dopo giorno mi avvicino. Tremo di disperazione. Come posso dirlo a mia madre? Come posso dirle: Ma', guarda che morirò prima di te. Non ci crederebbe. Così non credo neppure io a quello che dico nelle mie preghiere quando chiedo: «Gesù, per favore, fa' morire i miei genitori prima di me, fai che non sappiano come il loro unico figlio dovrà morire».

Ho paura, Carmelo. Ho lasciato il mio lavoro perché è molto pericoloso lavorare in cucina. Se mi taglio, rischio di INFETTARE qualche altro. Sto lasciando la mia donna: non penso di riuscire a vedere nascere mio figlio sapendo che tra poco tempo (anni forse, dicono) non lo vedrò più. Sarà solo. Con che aiuti diventerà grande? Quale padre gli insegnerà a vivere nel bene? Chi farà sì che non diventi come sono stato io? Ma soprattutto, diventerà mai grande? Sono cambiato molto in questi ultimi quattro mesi, sai? Sono invecchiato di quarant'anni. Nella mia mente (per fortuna per il momento solo nella mente) è rinato il posto per la violenza: ho voglia a volte di prendere una pistola e rapinare un posto pieno di soldi per poi poter rifugiarmi di nuovo nelle droghe e riempire così il mio cervello di schifezze, ma schifezze che non mi fanno pensare, che non mi fanno aver paura, che non mi fanno impazzire di terrore. Sono pronto a morire, Carmelo, ma non di AIDS, per lo meno. Aiutami, Carmelo. Per favore, parlami di questi miei problemi. Io non potrei iniziare. Per favore, aiutami ad essere pronto a morire. Ma per favore, fai ciò solo se te la senti, solo se vuoi.

Prega per me. Ciao.

Gigi

Cartolina di Natale

Una speciale cartolina di Natale per una persona speciale. Il regalo più bello che l'umanità possa mai avere è di possedere, anche solo per un'ora, la bontà e la generosità che c'è nel tuo cuore. Voglio augurarti felicità non solo per questo speciale giorno in cui sentiamo Gesù così vicino, ma per tutto il resto della tua vita.

È con amore che ti auguro buon Natale!

Gigi

Londra, senza data

Caro amico, ti devo scrivere, vedi? Ti devo scrivere perché non riesco a parlare. Non che sia muto o handicappato, ma semplicemente non riesco ad ammettere la verità. Vedi Carmelo, ogni volta che mi viene chiesto «Come stai?», la mia risposta è «Splendidamente!». Ma non è vero. Sto male, Carmelo, disperatamente male. Non fisicamente, ma psicologicamente. Ho un'angoscia dentro che non riesco più ad eliminare. Non è che sia disperato del fatto di morire, sai? Parlo molto con Gesù in questi ultimi tempi, è l'unico che riesce a farmi parlare, a farmi sfogare, a farmi star bene. Quello che mi fa disperare sono mamma e papà. Non lo accetteranno mai. Non potranno mai accettare il fatto che io non ci sia e che loro continueranno a vivere. Ma vivere per che cosa? Loro vivono solo per me. Gliene ho fatte tante, sai? Li ho fatti disperare tutta la vita. Che utopia questa parola «vita»! Con tutto il male che ho fatto loro. Comunque, come Gesù, mi hanno sempre perdonato. Ma come posso chiedergli di perdonarmi ora che li lascerò soli per sempre.

Carmelo, aiutami... Spesso penso al paradiso e all'inferno. Sì certo, non all'inferno con le fiamme e al paradiso con le nuvolette e il cancello con San Pietro, ma alla salvezza dell'anima eterna, in quella credo. E se credo in Dio, se credo alla sua bontà infinita e alla sua presenza, come faccio a pensare a cose come quelle che ho appena scritto?[1]

Pensi che sia pazzo? Può essere che tutta l'eroina che ho usato in questi ultimi anni mi abbia bruciato completamente il cervello? Non lo so. Tutto quello che so è che sto male, molto male. Non esco mai, sai? Sto chiuso in casa tutto il giorno, guardo 20 ore al giorno la TV, sono un morto vivente. Niente mi interessa, niente mi appassiona, mi dà una spinta e sono così in queste condizioni da più di un anno ormai e non so cosa fare. Piango molto, piango per niente. A volte cammino per strada e piango e non riesco a smettere. A volte la gente si gira a guardarmi e non mi importa. Io prego ma non per me ma per loro, per i miei due vecchietti cui voglio un bene infinito.

Penso di poterti dire tutte queste cose perché so che sei una persona colta e intelligente e non mi meraviglierei se tu avessi sentito questa storia da altra gente, perché immagino di non essere il solo con questa angoscia e penso che molti disgraziati come me gridino il tuo nome in cerca d'aiuto, di consolazione. Ma in fondo, Carmelo, che cosa puoi fare tu per aiutarmi? Anche tu sei solo umano, solo più buono del-

---

[1] In un precedente brano della lettera Gigi aveva espresso il proposito di suicidarsi.

la media. Penso che l'unica persona che possa aiutarmi in fondo sono solo io e Gesù certamente.

Ti amo, Carmelo. Ciao e perdonami per averti dato altre preoccupazioni. Prega per me.

Gigi

Londra, 14 dicembre 1993

Caro piccolo grande uomo, sto passando ore, giorni, settimane, assolutamente terribili. Ogni giorno, appena dopo aver aperto i miei occhi, ed aver visto il mio corpo perdere molto ma molto più peso di quello che avevo già perso nei giorni precedenti, dopo aver visto il mio viso nello specchio del bagno e notato che sta diventando solo pelle e ossa, comincio a pregare: non per chiedere a Gesù di farmi vivere più a lungo o per sempre ma solamente per far sì che mi permetta di vedere i miei genitori ancora una volta prima di lasciare definitivamente questo mondo che sinceramente non mi ha mai offerto un buon motivo per continuare a vivere.

Stavo seguendo, poche ora fa, un programma alla TV e, immagina, ho dovuto spegnerla. Giusto per cambiare, per farmi sentire più DEPRESSO di quello che sono già, il programma era basato sul problema dell'HIV. Parlava di persone che stavano vivendo la mia stessa esperienza di vita, di persone che si sono avvicinate a Dio perché hanno notato che la sola cosa che può aiutarci in questi momenti di depressione e disperazione è appunto la speranza di esser accettati a fianco del nostro Signore (nel momento della nostra morte) per poter dividere con lui la sicurezza della vita eterna: una vita diversa e tranquilla, una vita senza peccato, la speranza e la sicurezza di essere a fianco di qualcuno (Dio) e ci colpisce e perdona ogni nostra debolezza.

Carmelo, non so se te l'ho mai detto prima, anche se non ti vedo spesso sei sempre nei miei pensieri. Sai che non mi piace scrivere molto, perciò perdonami se non mi prolungo. Ti PREGO solamente di una cosa: PREGA IL NOSTRO SIGNORE che abbia cura dei miei genitori.

Ti voglio bene. Tuo, più che amico,

Gigi

P.S.: Ogni volta che sento mia mamma per telefono mi dice di salutarti.

CARMELO, MI SENTO MALE, PREGA PER ME.

Nota
LE CARCERI DI SUA MAESTÀ

Per molti ragazzi italiani, Londra è sinonimo di libertà. Per chi ama la musica rock, per chi vuole fare esperienza di vita indipendente, per chi ama la natura e il verde, l'Inghilterra, e soprattutto la sua capitale, diventano, ad un certo punto della vita, una calamita cui è difficile resistere. Con la scusa di dover imparare l'inglese, migliaia di ragazzi partono alla ventura. C'è chi si trova bene, chi fa fortuna, chi l'inglese lo impara e chi invece cerca qualcos'altro: emozioni diverse, desiderio di annientarsi inseguendo sogni da stupefacenti. Chi cerca questo tipo di «evasione» sa dove trovarlo, in qualsiasi paese del mondo. Anche a Londra. Per alcuni l'esperienza si conclude in maniera drammatica, spesso con l'overdose, in alcuni casi mortale, spesso con un brusco risveglio in una stanza da cui si vede il cielo a scacchi.

Un soggiorno in carcere non è certo il tipo di alloggio che uno immagina di trovare arrivando a Londra. Eppure sono centinaia i ragazzi italiani che ogni anno vengono ospitati nelle «carceri di Sua Maestà», spesso con pesanti imputazioni come furto e spaccio, ma spesso solo perché in possesso di sostanze stupefacenti, anche leggere.

Per alcuni è un'esperienza shockante. Il sovraffollamento, la scarsa conoscenza della lingua, l'incapacità di capire le regole del gioco, spesso gettano questi giovani, sprovveduti o meno, nella più profonda disperazione. C'è chi tenta il suicidio, chi si dispera pensando di aver perso tutto, chi cerca di avere contatti con la famiglia per far sapere dove si trova, chi vuole disperatamente evitare di rivelare ai familiari in Italia il suo nuovo «indirizzo». E c'è anche chi scopre in carcere, attraverso esami di routine, di essere sieropositivo. È il momento della disperazione, del rifiuto, dell'urlo.

Centinaia di casi ogni anno, migliaia di ragazzi che erano andati in Inghilterra forse con la segreta speranza di poter sfruttare il generoso sistema di assistenza pubblica britannico e si trovano invece a doverlo sperimentare in maniera imprevista, spesso con condanne di anni sulle spalle.

Sono oltre 130 i penitenziari in Inghilterra. Ma quelli che padre Carmelo Di Giovanni visita regolarmente, perché ospitano spesso detenuti stranieri, sono forse una trentina, disseminati su tutto il territorio, o a Londra o nelle regioni vicine, anche se a volte sono necessarie alcune ore di treno per raggiungerli, come nel caso dell'isola di Wight o nell'East Anglia o nel Nord.

Le carceri comunque che più di frequente ospitano ragazzi italiani sono quelle londinesi, dove si trova il grosso dei detenuti in attesa di giudizio. Dall'imponente edificio di Wormwood Scrubs, nella zona ovest di Londra, uno dei più antichi, a quello di Pentonville, a nord della capitale, a quello di Wandsworth, al sud, il luogo dove avvenivano le impiccagioni dei condannati a morte. Ci sono poi il carcere femminile di Holloway, a nord di Londra, e quello di Belmarsh. Il più famoso e forse il più popolato è quello di Brixton, una costruzione imponente nell'omonimo quartiere a sud di Londra.

Molti penitenziari, specialmente quelli dove vengono rinchiusi i tossicodipendenti, sono dotati di un reparto ospedaliero, dove vengono ospitati i sieropositivi. È stato un italiano, nel 1985, il primo detenuto a morire di AIDS in un carcere inglese. I detenuti in attesa di giudizio possono ricevere una visita al giorno, da amici, parenti o anche persone estranee che desiderino far loro un po' di compagnia. Il consolato italiano di Londra, con la collaborazione di padre Carmelo Di Giovanni, ha organizzato un servizio di volontari che si recano a visitare gli italiani per portare loro una parola di conforto e metterli in contatto con le famiglie e, se lo vogliono, con comunità terapeutiche per disintossicarsi. Da qualche tempo, grazie all'opera di un gruppo di operatori sociali nel settore carcerario e della tossicodipendenza, è stato organizzato un servizio di assistenza agli italiani tossicodipendenti e sieropositivi sia nelle carceri sia fuori. Esistono anche interpreti di italiano e assistenti sociali per il sistema carcerario (*probation officers*) che ora, a differenza di qualche anno fa, si occupano attivamente dei detenuti italiani, cercando di seguirli e indirizzarli sulla strada della disintossicazione.

I detenuti che hanno subìto una condanna possono ricevere di solito due o tre visite al mese. Sono gli interessati che fanno pervenire alla persona che desiderano vedere un «V.O.» (*Visiting Order*) che questa mostrerà all'ingresso per poter entrare nel carcere. Negli altri casi invece non servono documenti, ma solo una firma sul foglio di visita.

In Inghilterra esistono numerose organizzazioni che si occupano del benessere dei detenuti. Una di queste è la NACRO, che cura i collegamenti tra detenuti e loro familiari spesso occupandosi anche delle mogli e dei figli di chi sta in galera. Un'altra organizzazione, il Prison Reform Trust, conduce una campagna per dare un trattamento migliore ai detenuti, spesso alloggiati in celle sovraffollate in cui il «bugliolo» è ancora ampiamente usato.

MARIA LUISA FRANCIOSI

INDICE